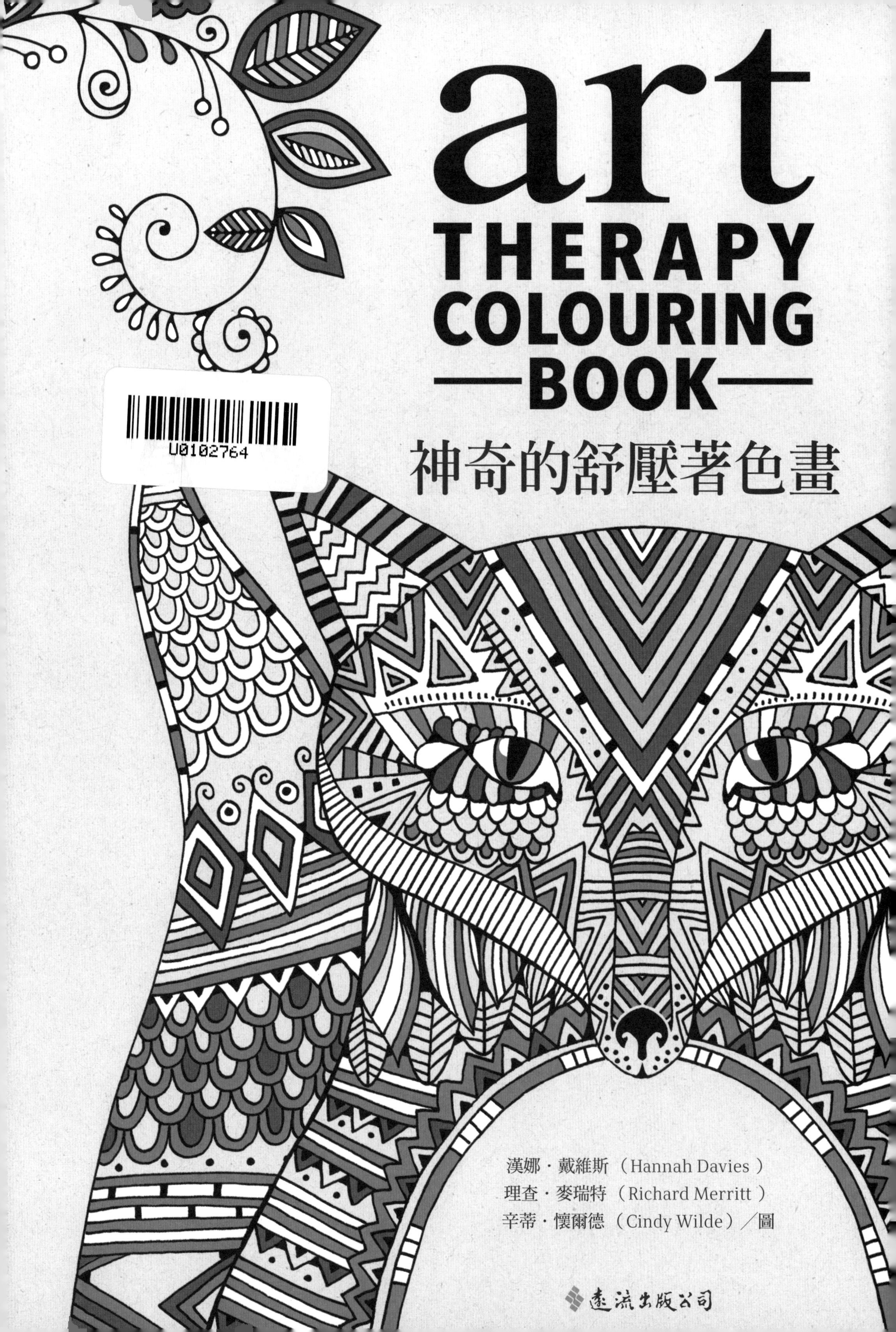
art
THERAPY
COLOURING
BOOK
神奇的舒壓著色畫
漢娜・戴維斯（Hannah Davies）
理查・麥瑞特（Richard Merritt）
辛蒂・懷爾德（Cindy Wilde）／圖
遠流出版公司

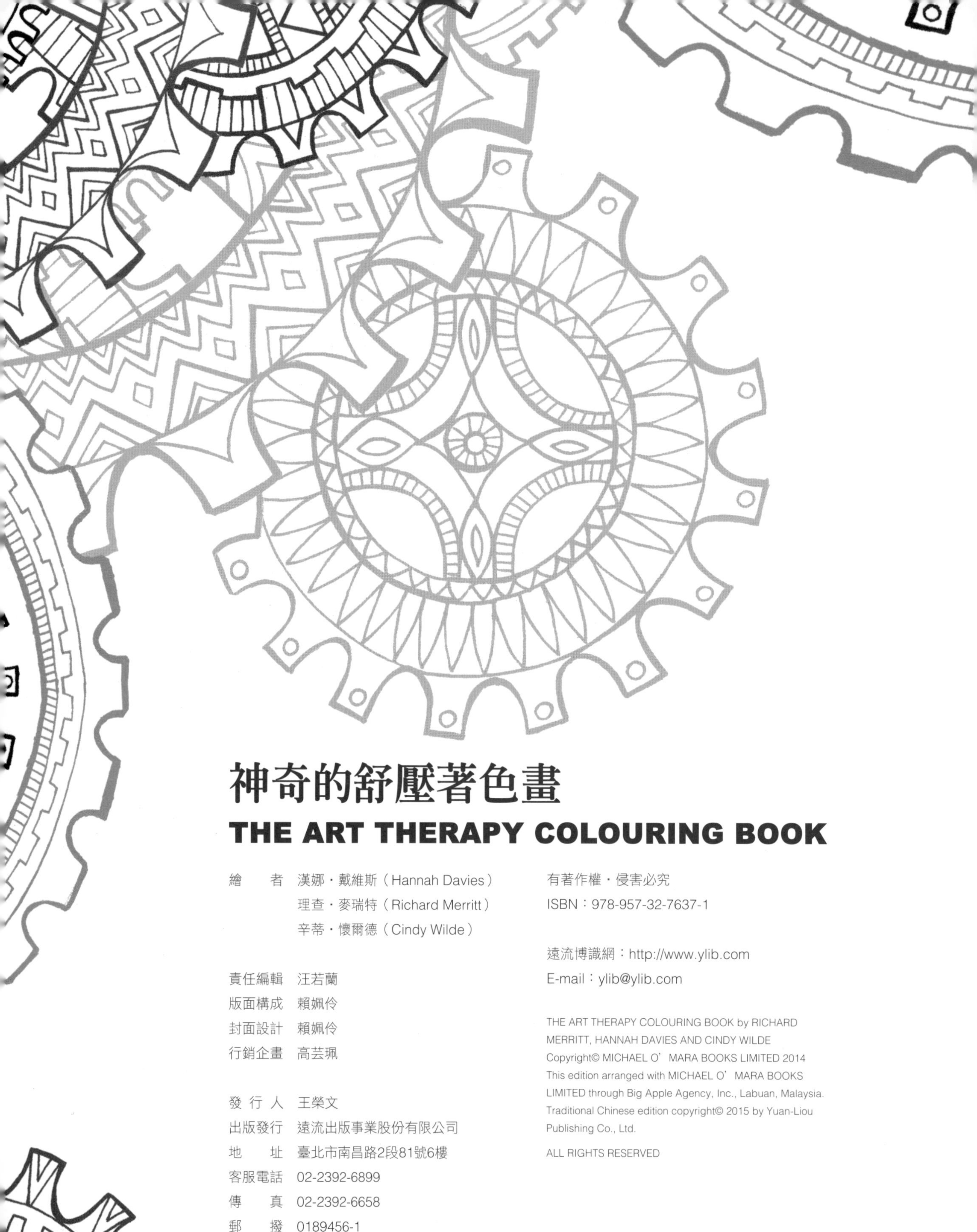

神奇的舒壓著色畫

THE ART THERAPY COLOURING BOOK

繪　　者　漢娜・戴維斯（Hannah Davies）
　　　　　理查・麥瑞特（Richard Merritt）
　　　　　辛蒂・懷爾德（Cindy Wilde）

責任編輯　汪若蘭
版面構成　賴姵伶
封面設計　賴姵伶
行銷企畫　高芸珮

發 行 人　王榮文
出版發行　遠流出版事業股份有限公司
地　　址　臺北市南昌路2段81號6樓
客服電話　02-2392-6899
傳　　真　02-2392-6658
郵　　撥　0189456-1
著作權顧問　蕭雄淋律師

2015年6月1日　初版一刷
定價　新台幣260元
如有缺頁或破損，請寄回更換

ISBN：978-957-32-7637-1

遠流博識網：http://www.ylib.com
E-mail：ylib@ylib.com

國家圖書館出版品預行編目(CIP)資料

神奇的舒壓著色畫 / 漢娜.戴維斯(Hannah Davies), 理查.麥瑞特(Richard Merritt), 辛蒂.懷爾德(Cindy Wilde)著 ; 吳琪仁譯.
-- 初版. -- 臺北市 : 遠流, 2015.06
　面 ;　公分
譯自 : Art therapy
ISBN 978-957-32-7637-1(平裝)

1.藝術治療

418.986　　104007242

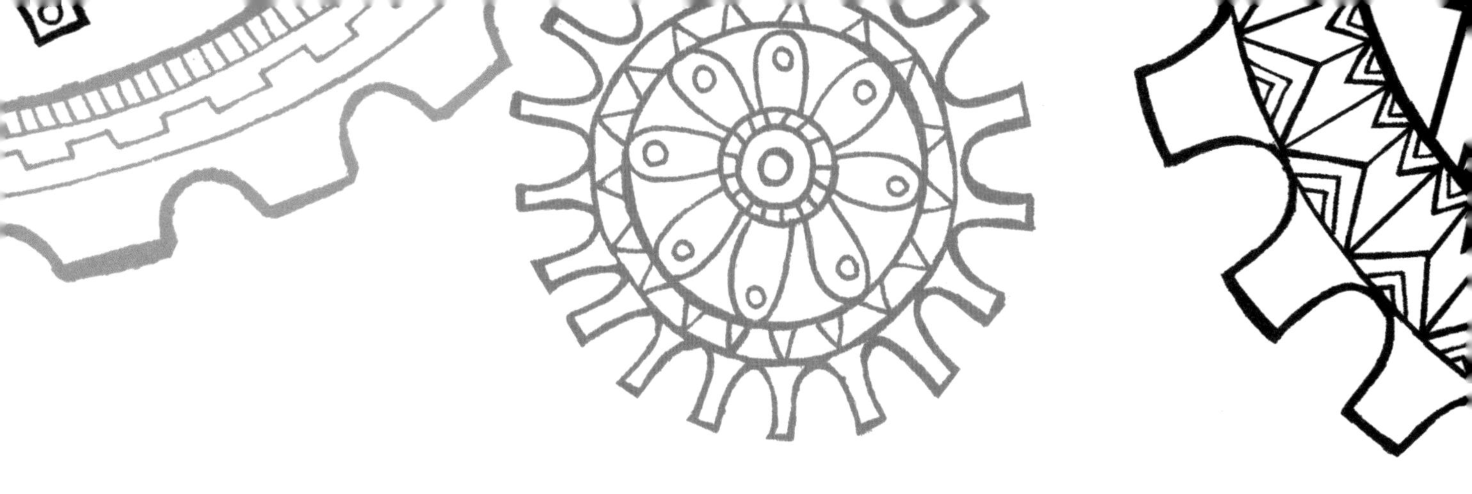

本書收錄了多張美麗細緻的圖形，只要拿起筆開始著色，讀者就會體驗到畫出美麗作品的愉悅與滿足感。

讀者完全不必擔心畫得不好或畫錯，因為在本書中完全沒有畫對或畫錯可言，只有不斷創作出令人驚艷的圖像的可能性。所以本書沒有告訴讀者任何規則或複雜的上色步驟，讀者甚至畫到線外面都沒關係，只要你覺得 OK 就行。

本書除了有美麗的曼陀羅和富有律動感的圖形，還有美麗對稱的設計圖樣與自由流動的隨意畫，可以啟發讀者創意，增添自信。著色的同時，會讓讀者抒解每日忙碌生活的緊張與壓力，體驗到專注上色所帶來的平靜和自在。

所以拿起筆，翻開任何喜歡的頁面，開始畫吧！

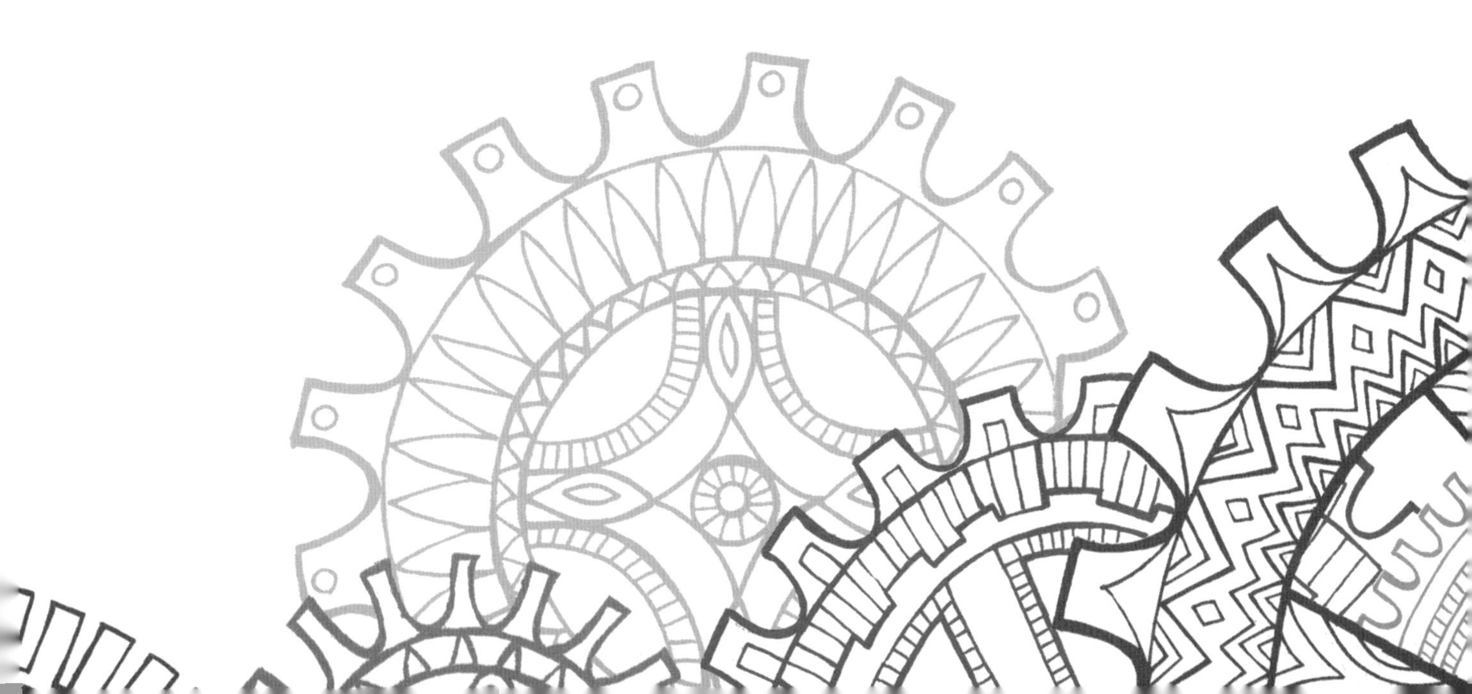

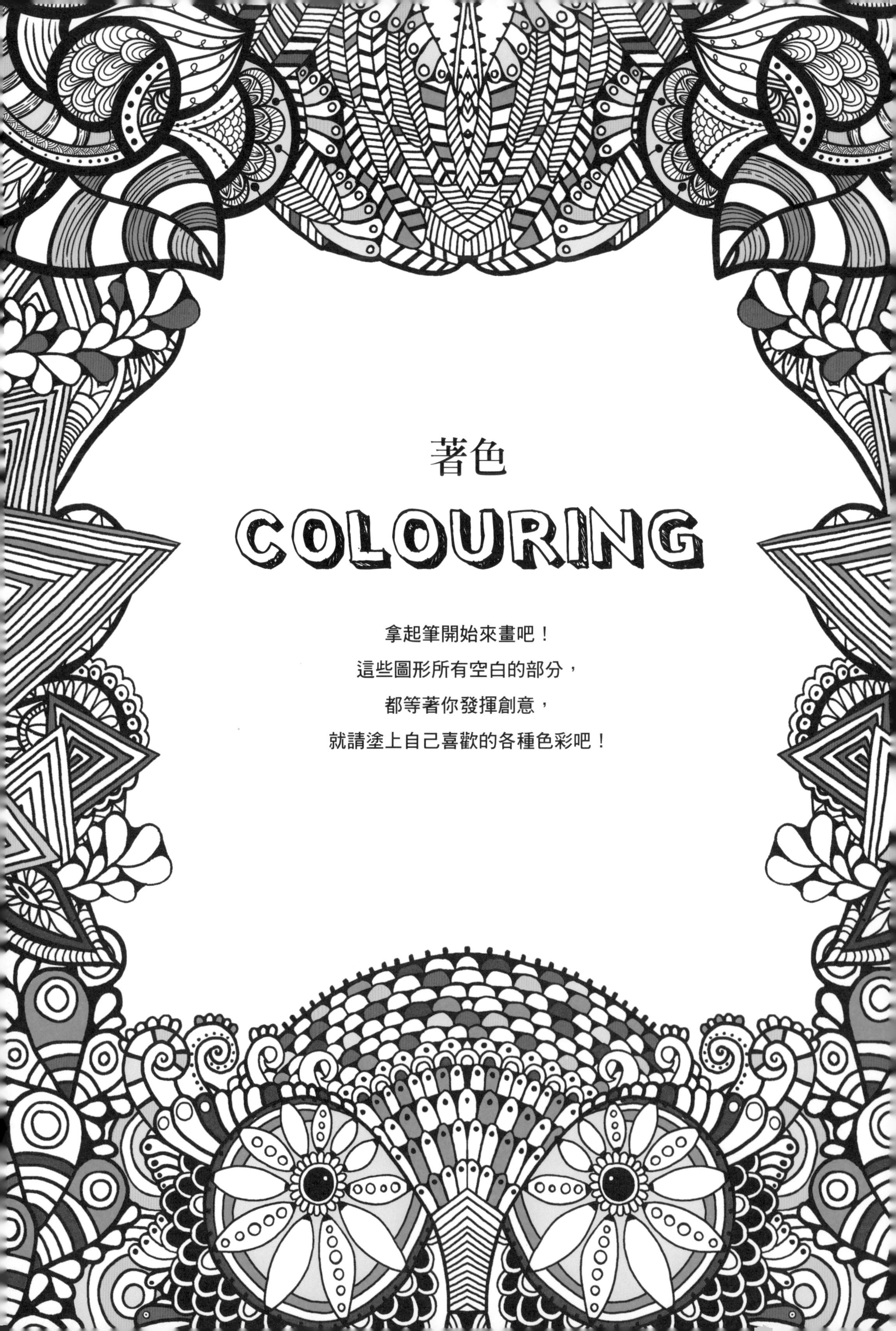

著色

COLOURING

拿起筆開始來畫吧！

這些圖形所有空白的部分，

都等著你發揮創意，

就請塗上自己喜歡的各種色彩吧！

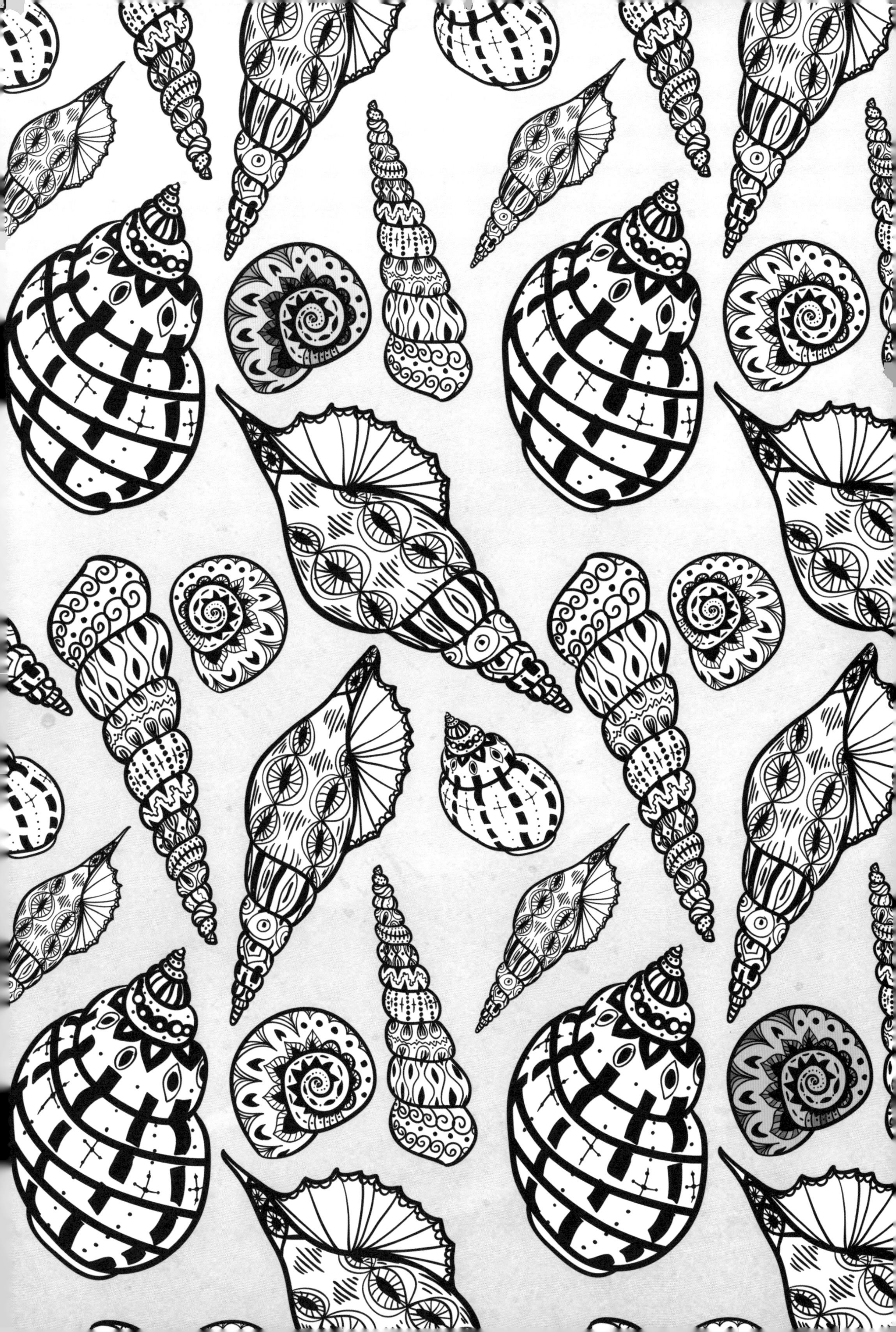

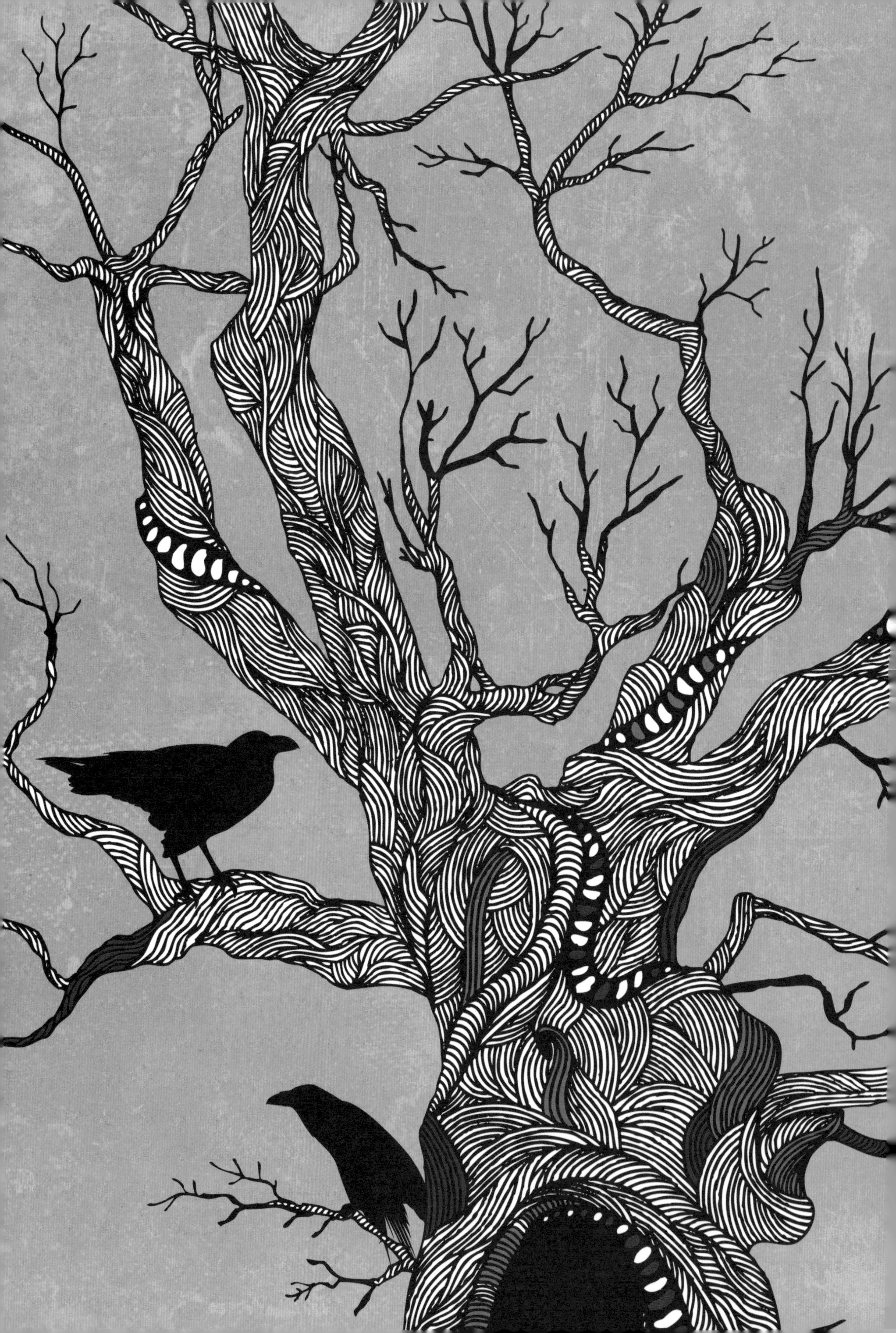

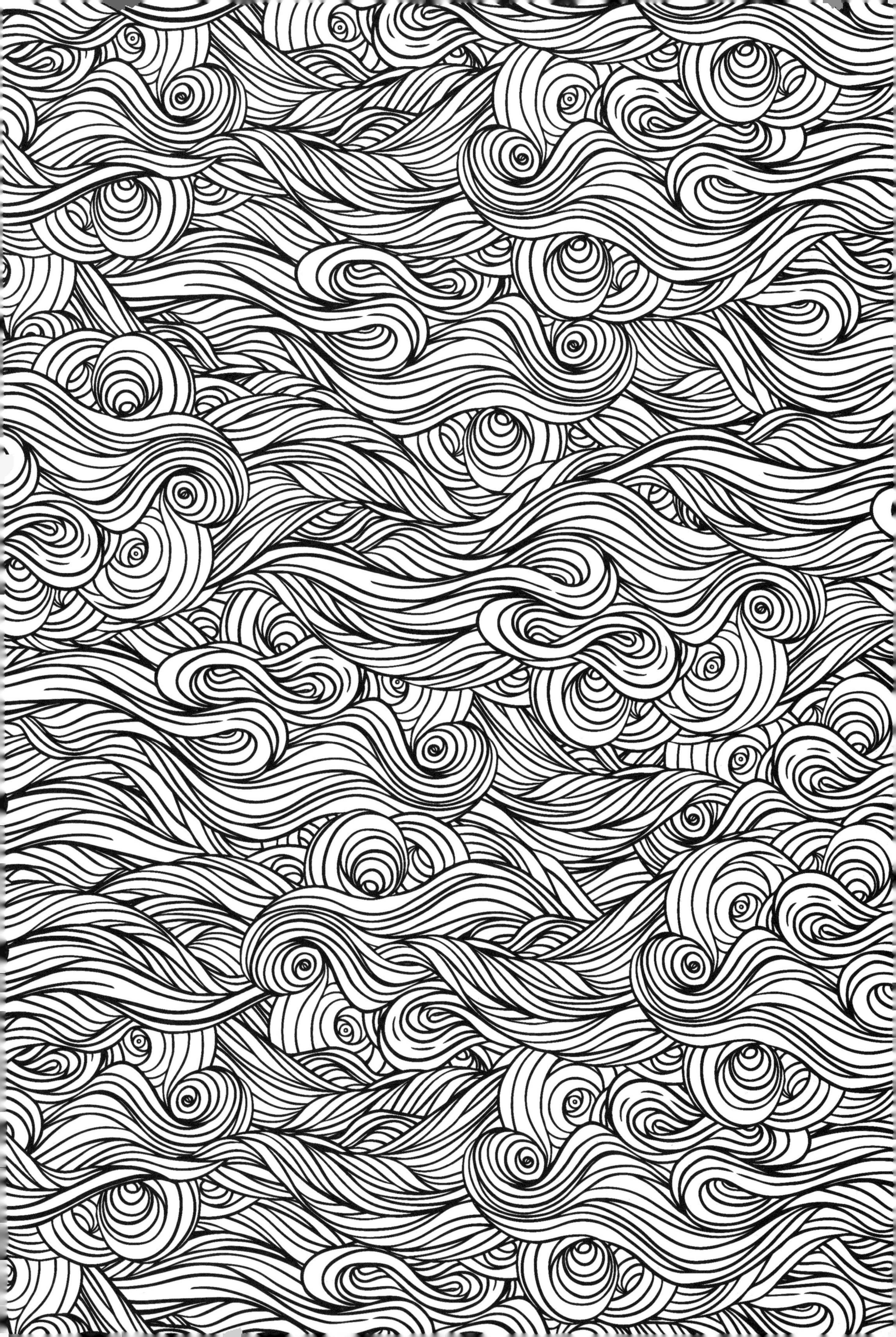

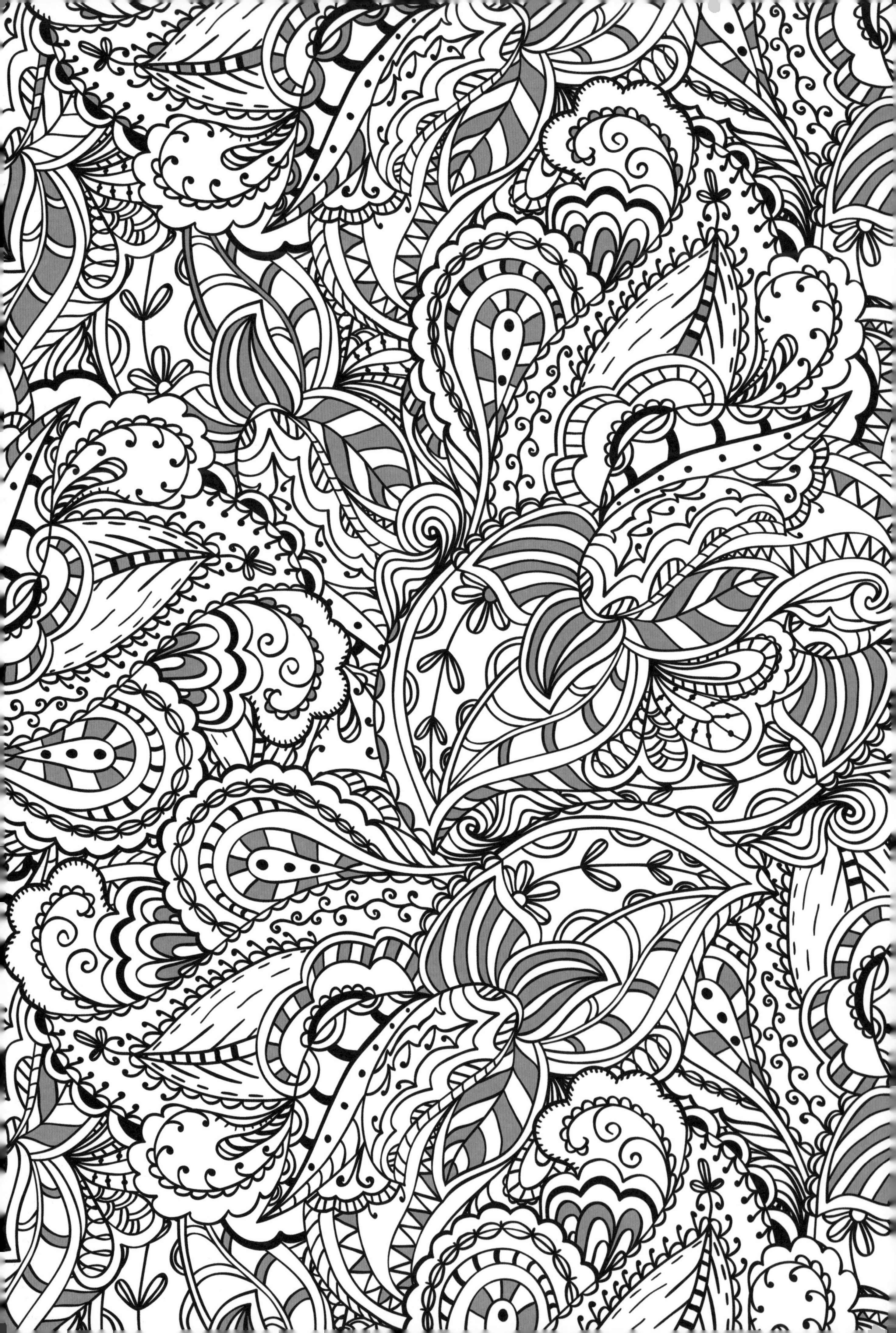

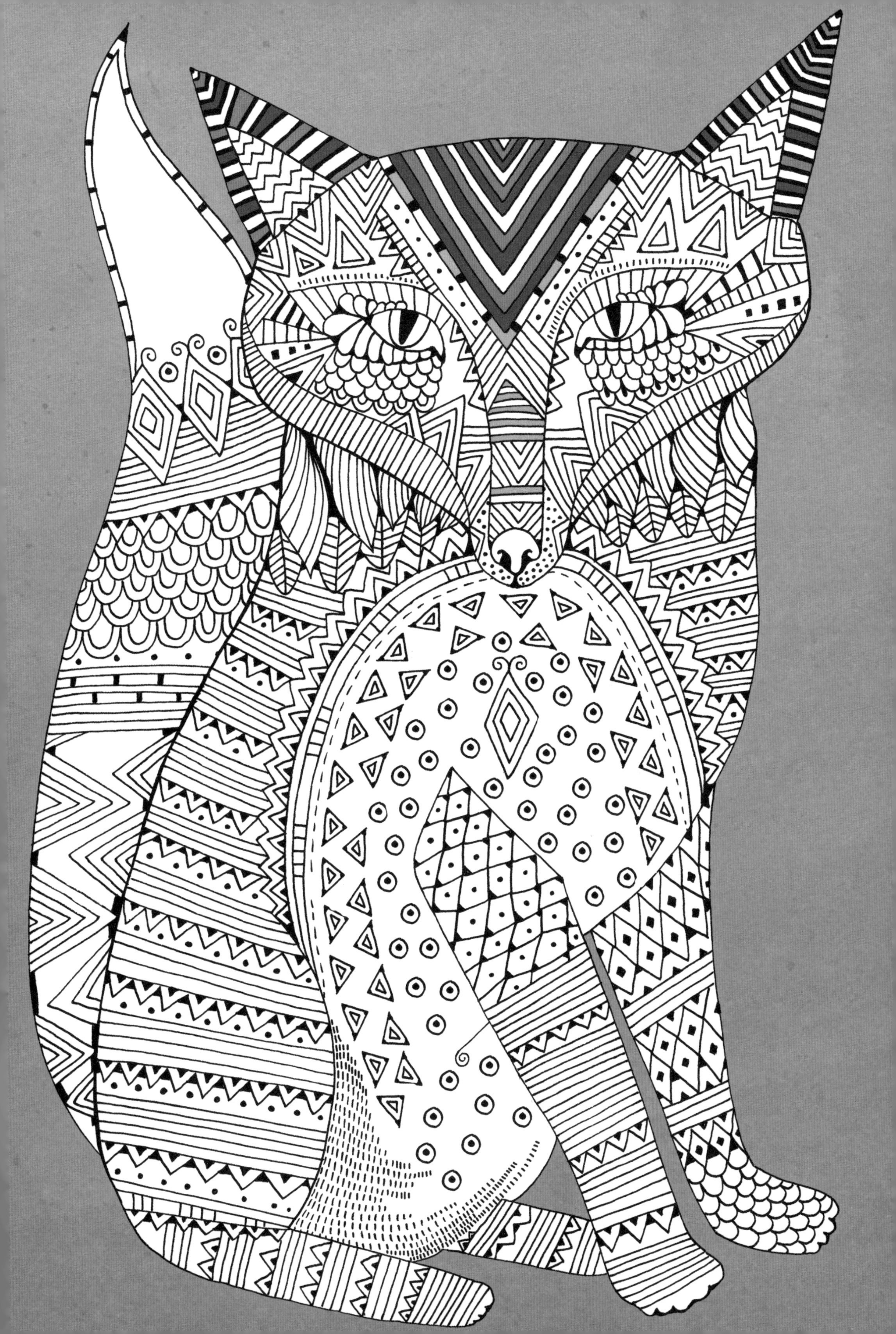

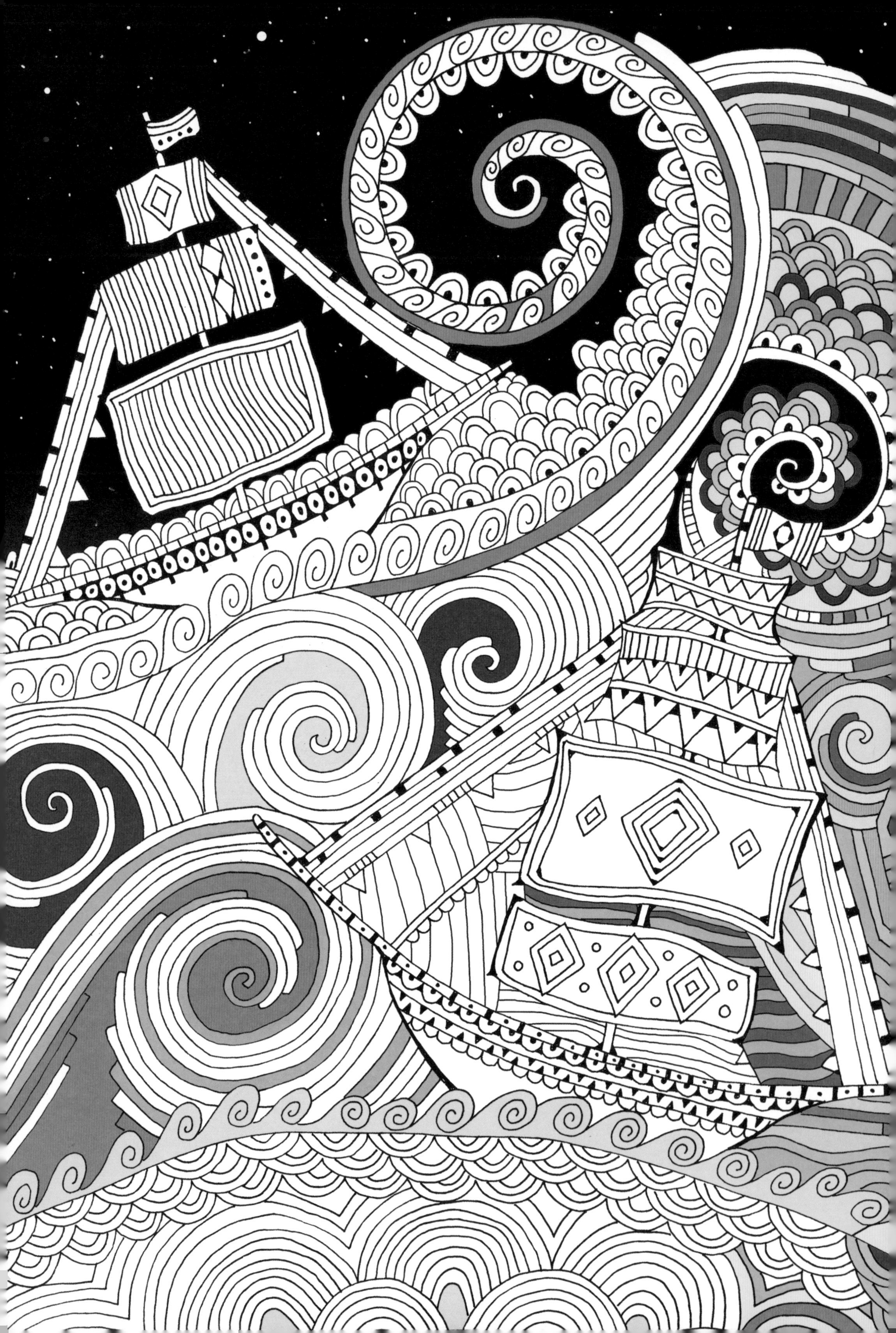

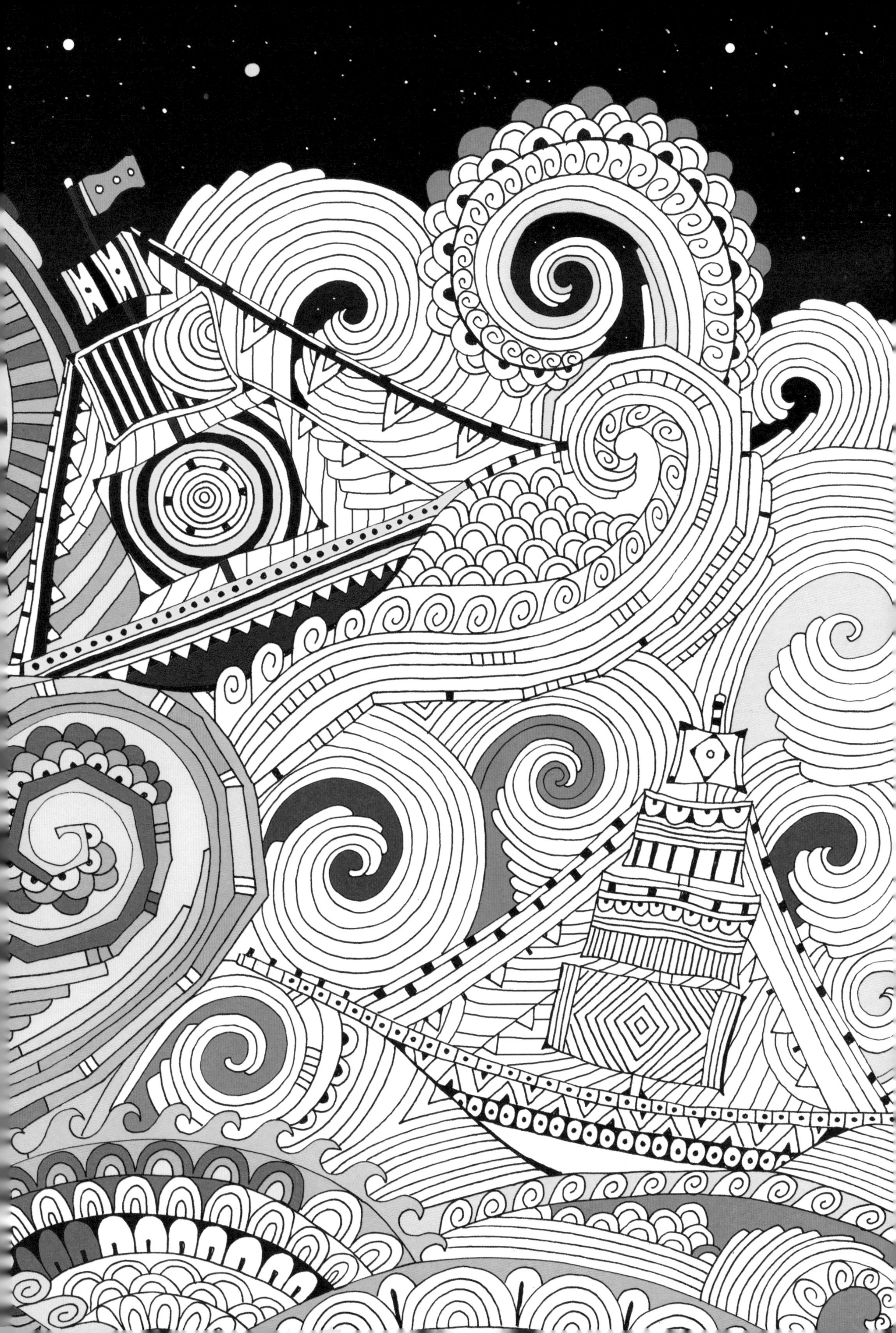

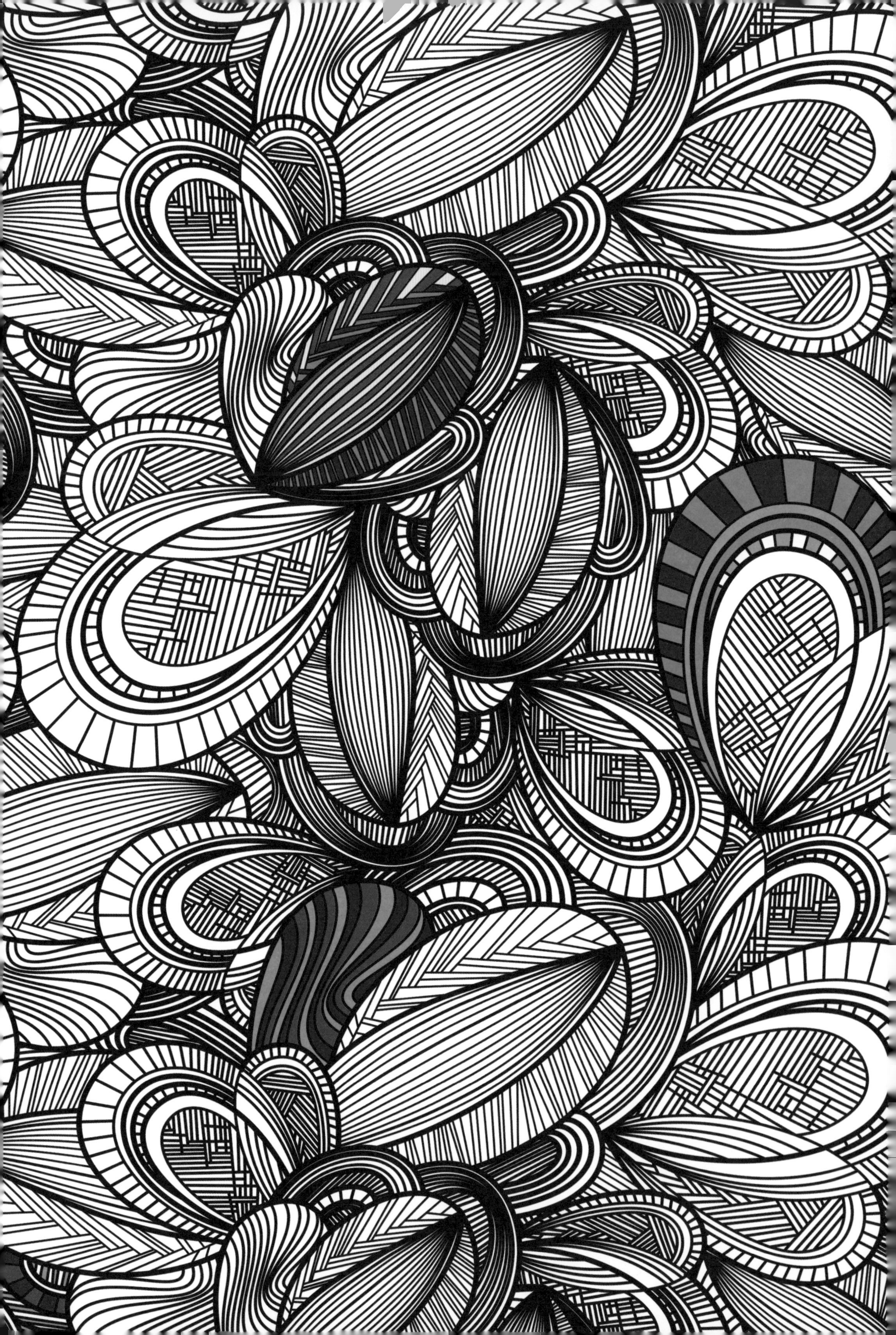

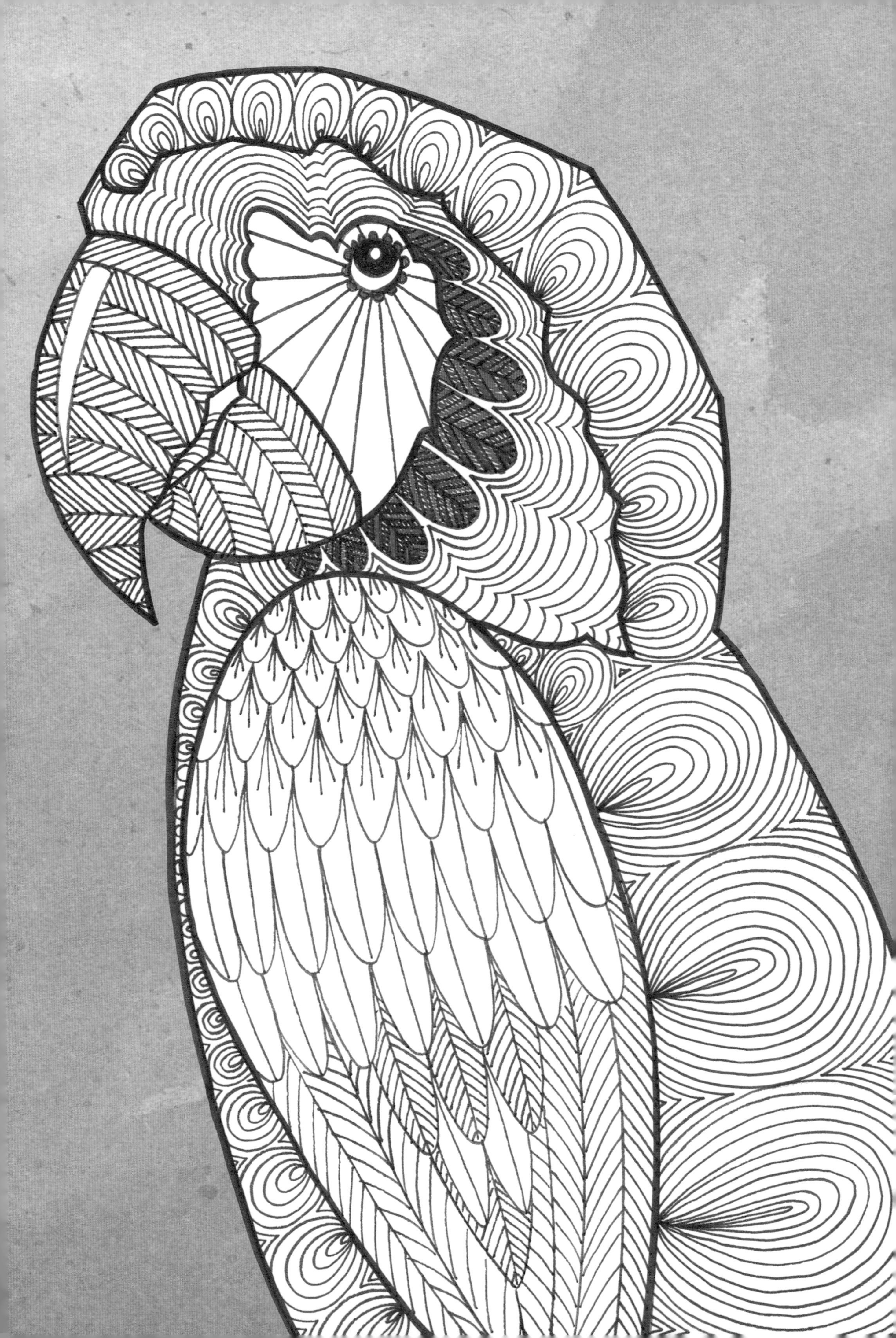

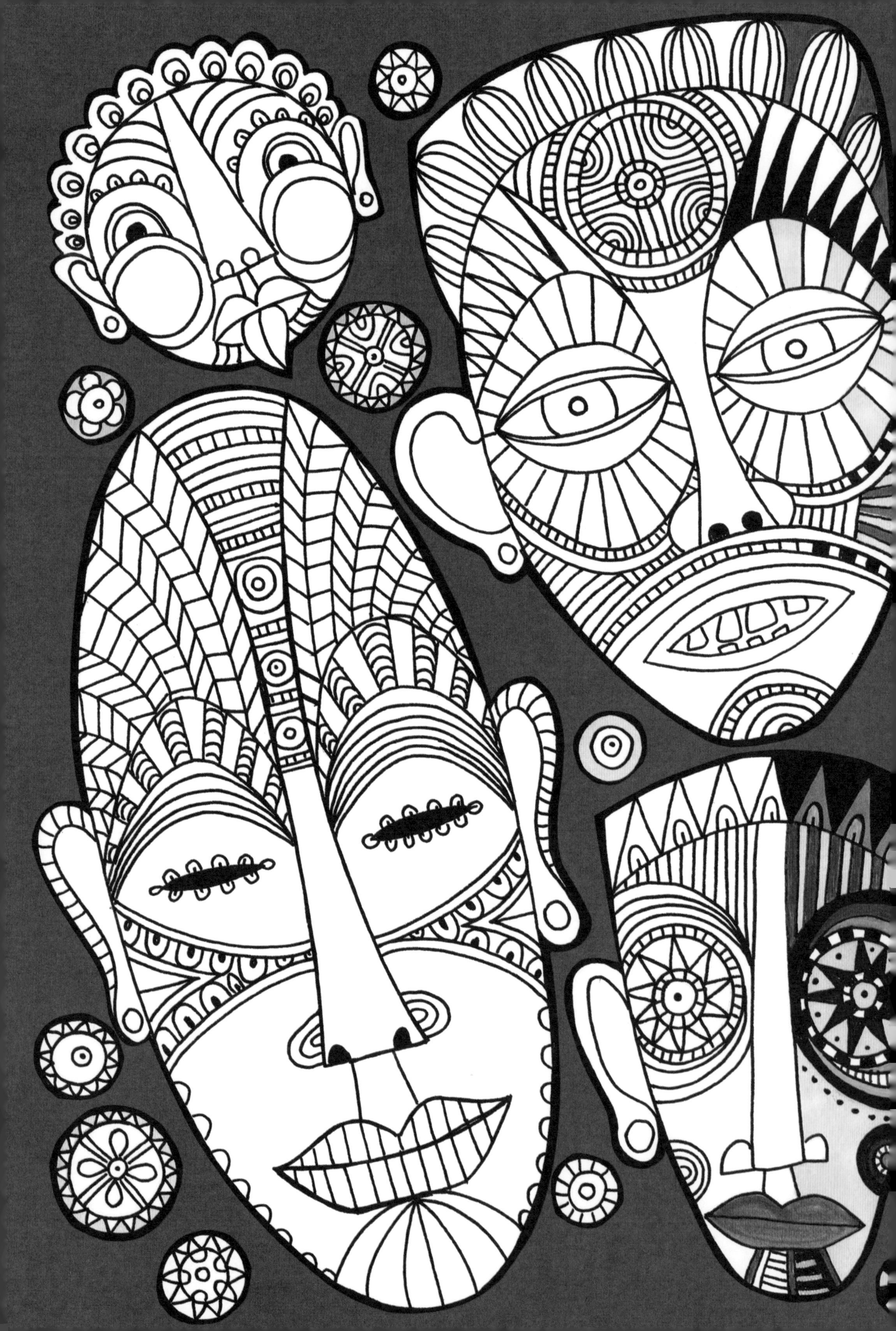

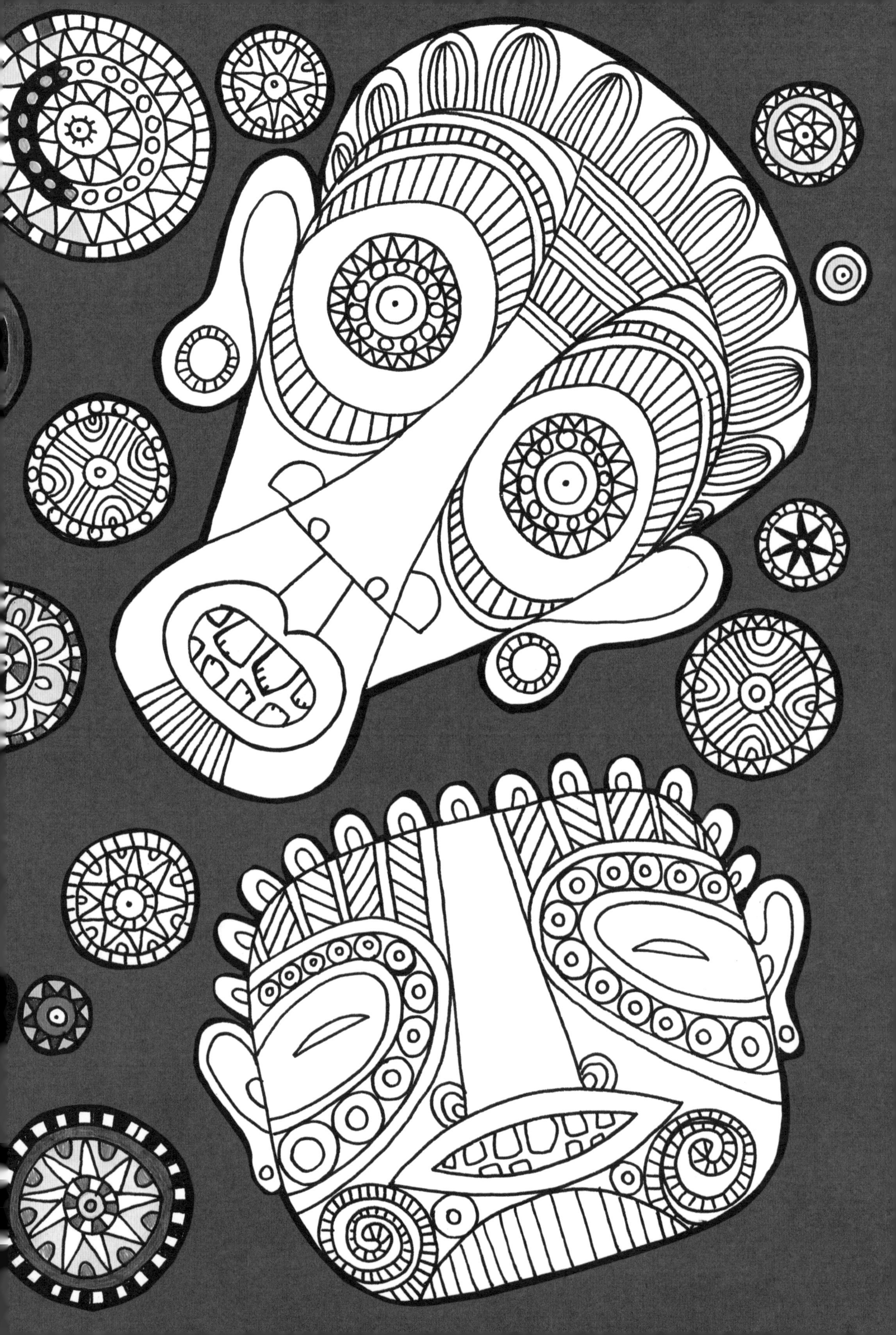

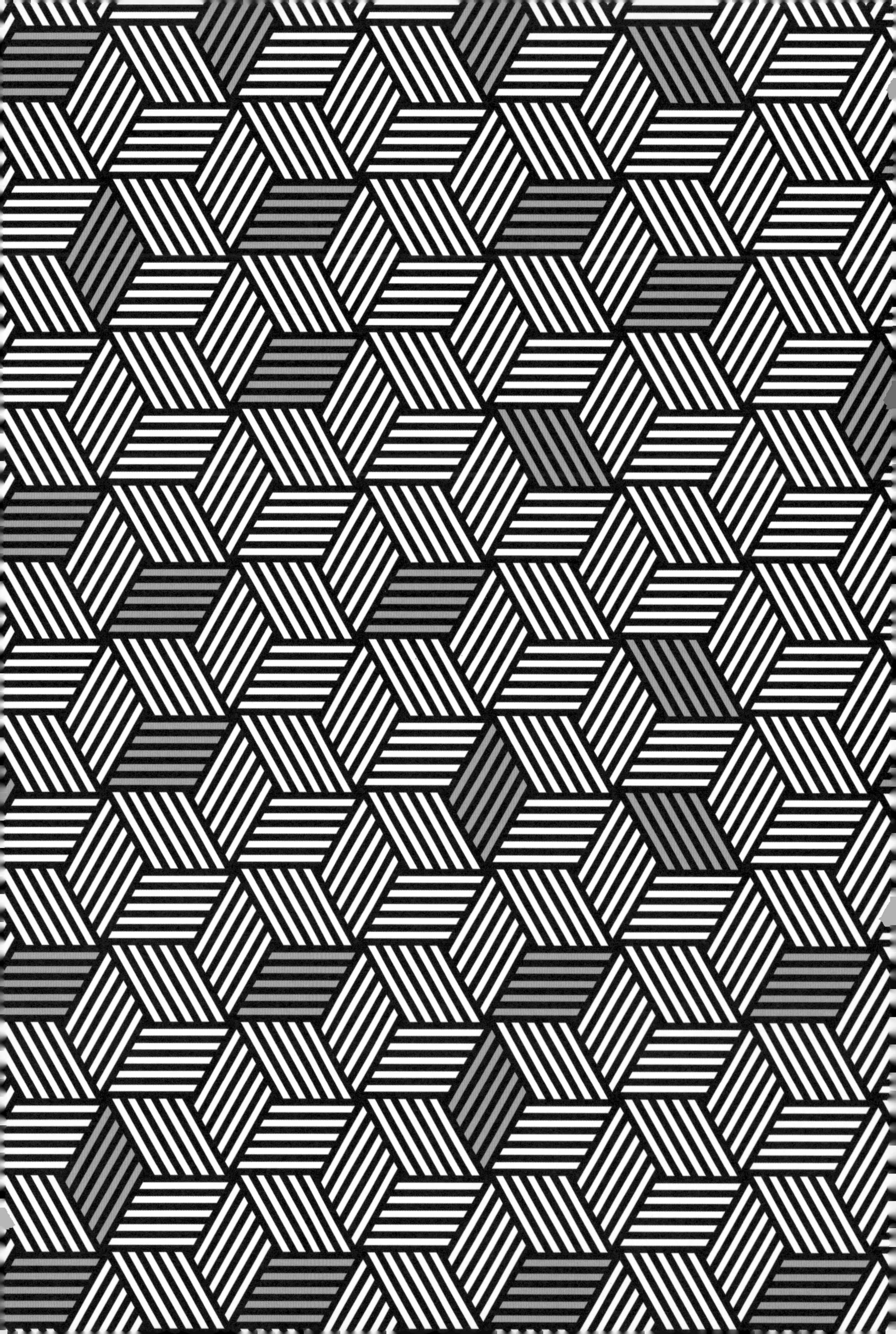

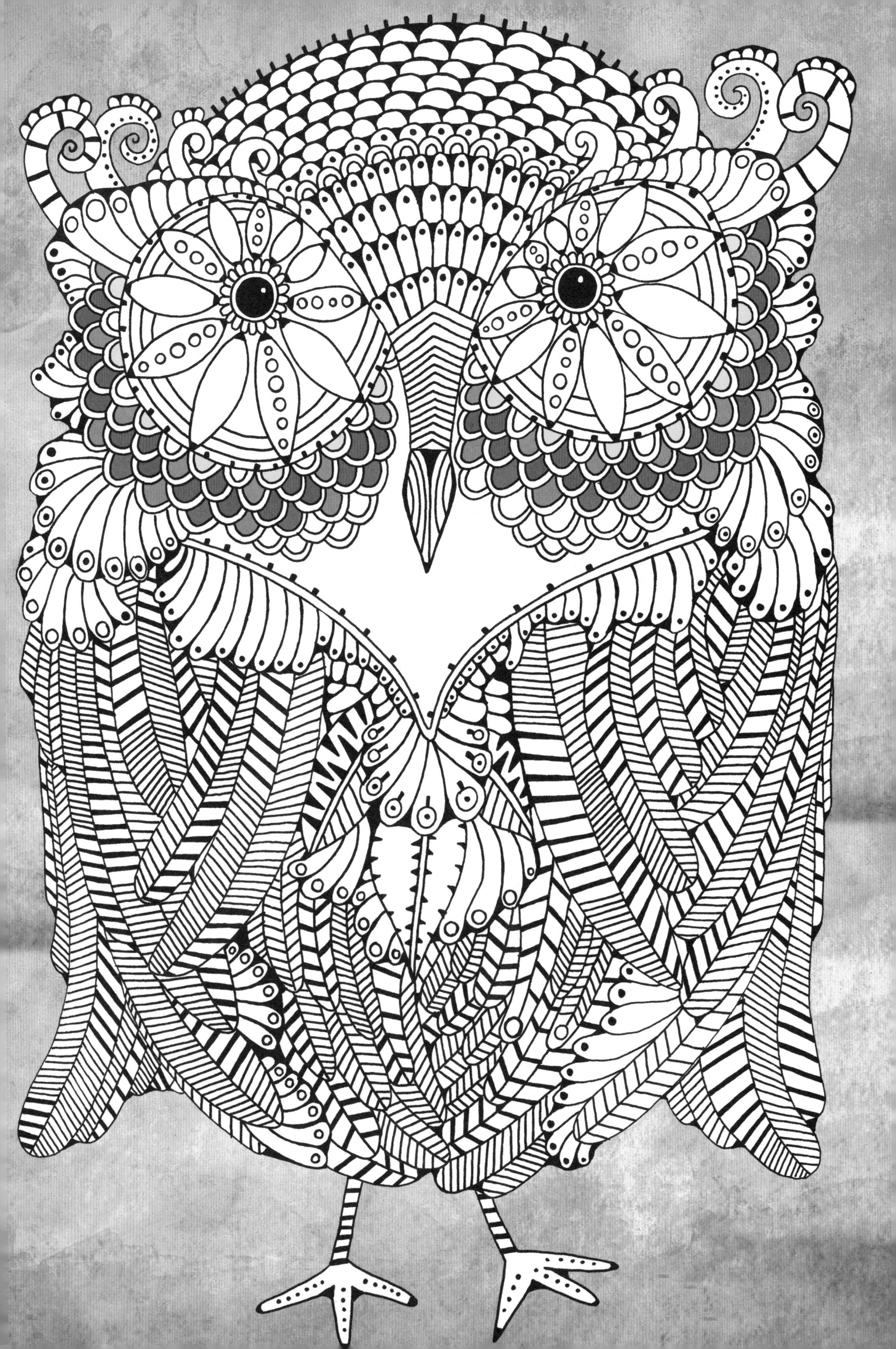

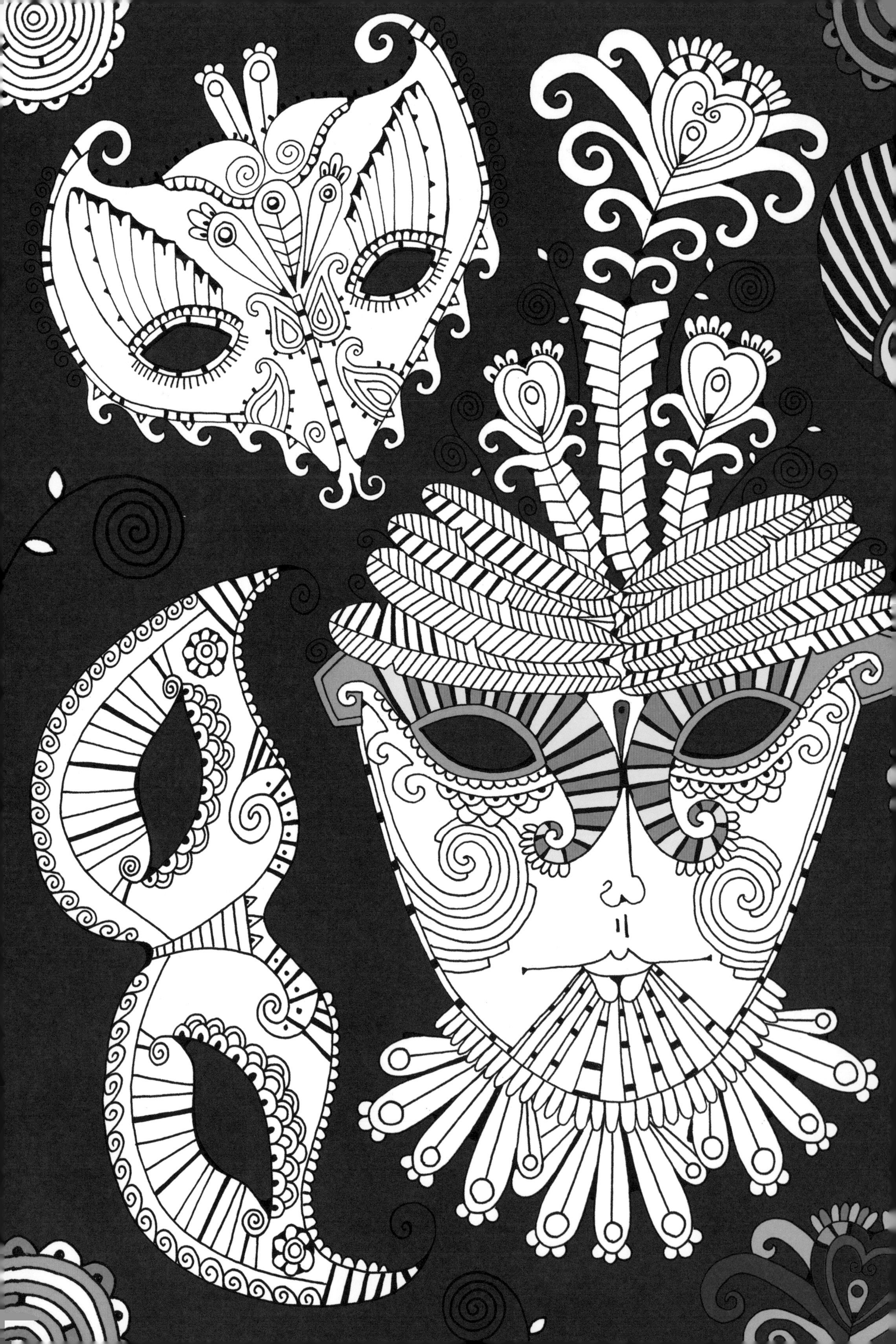

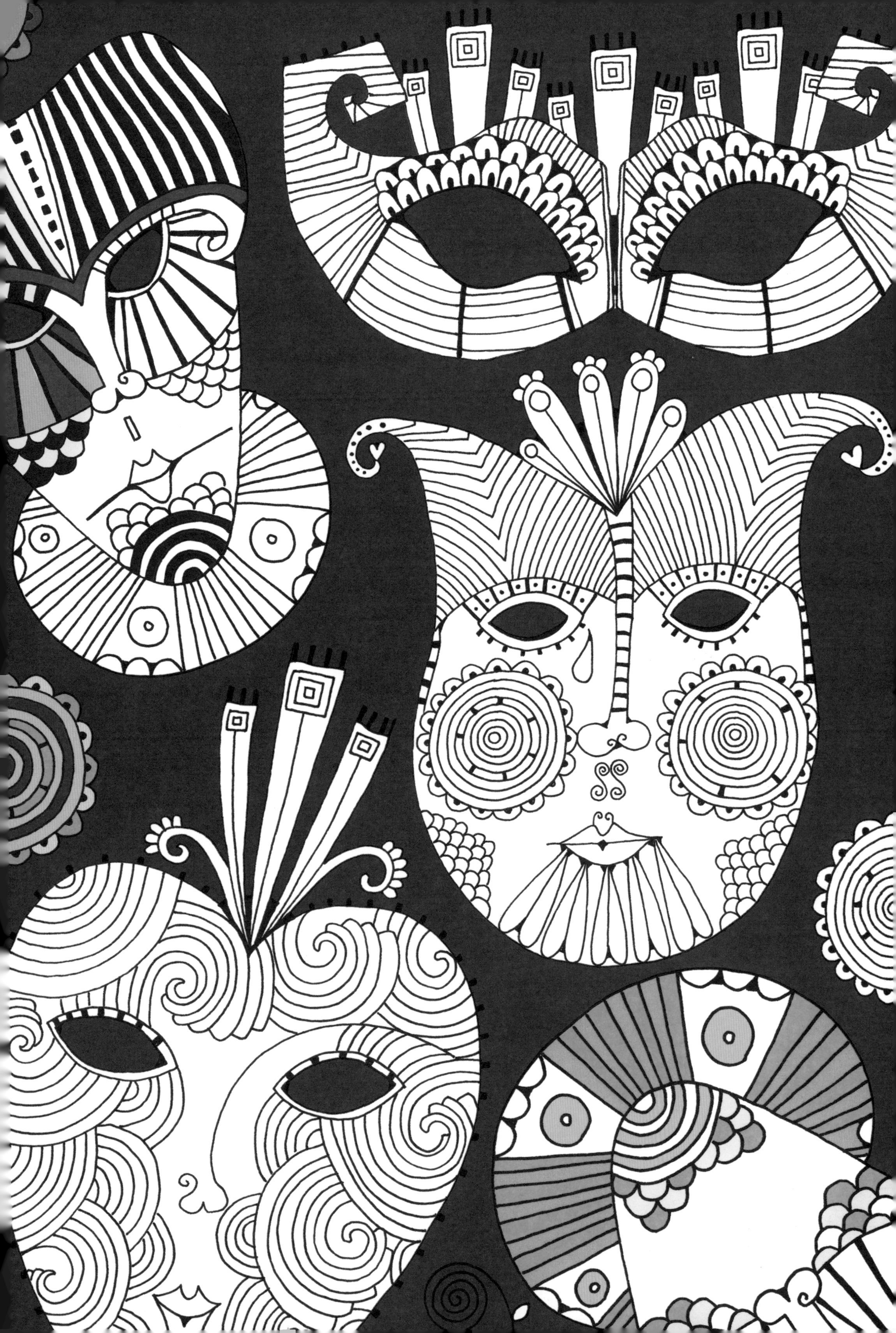

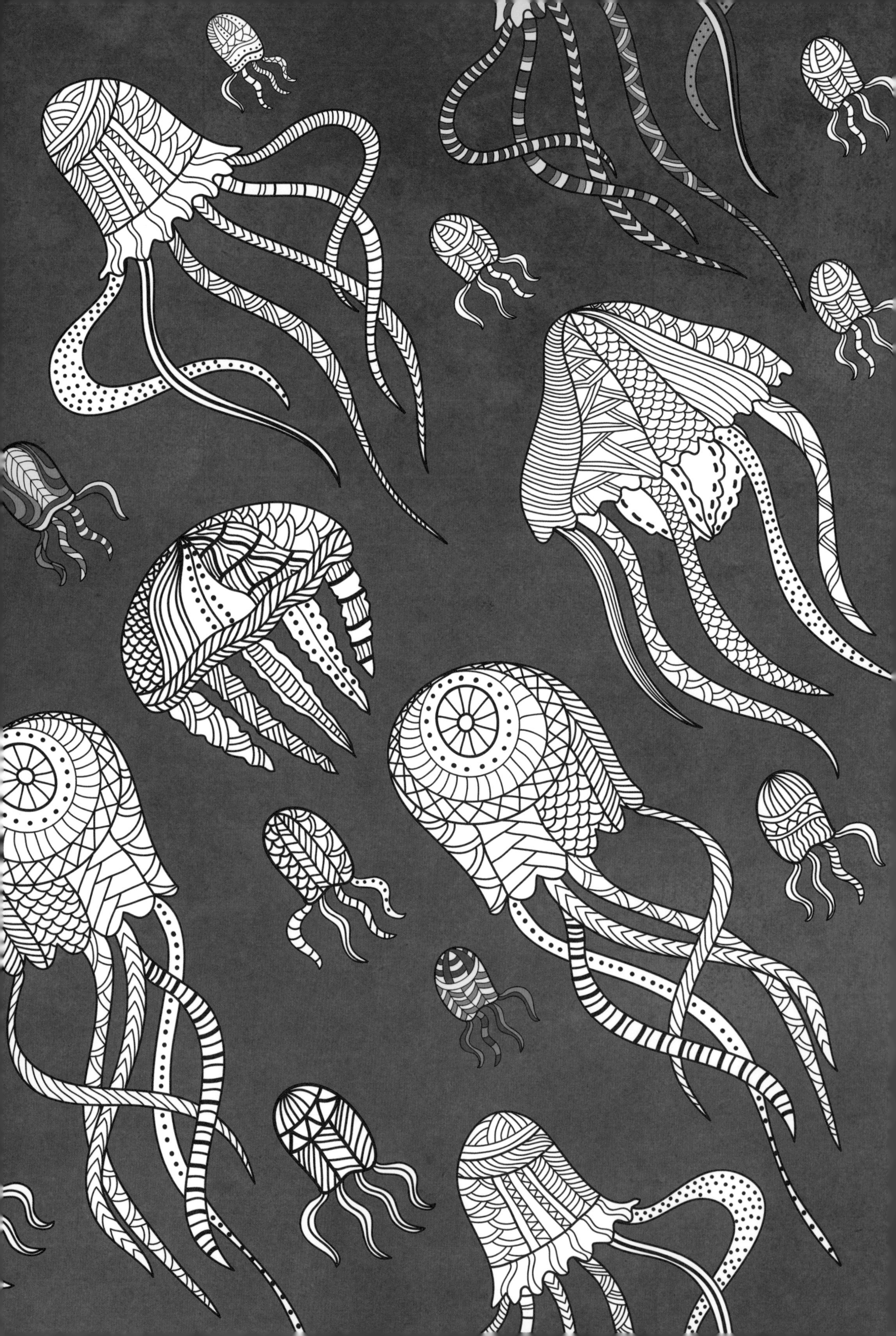

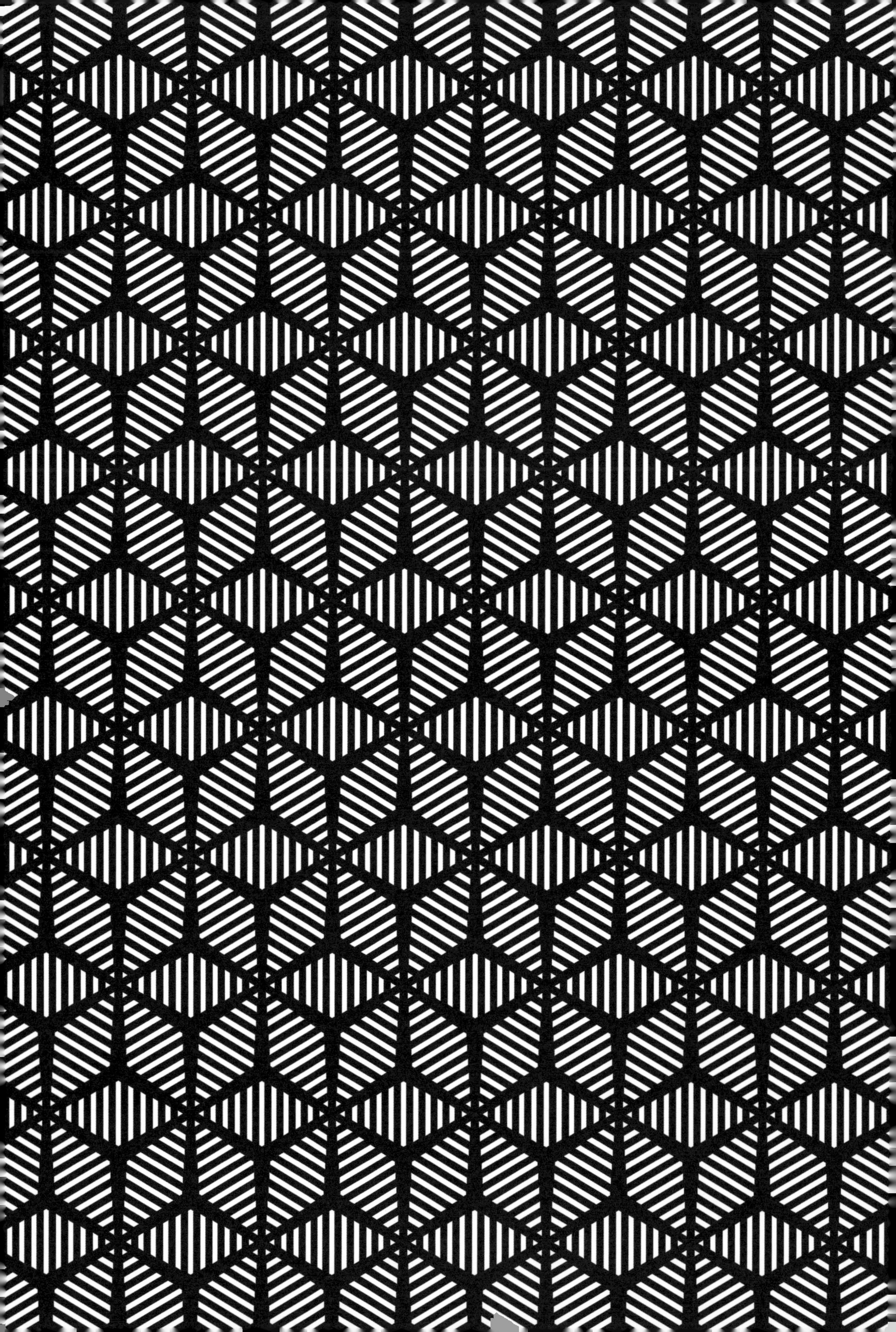

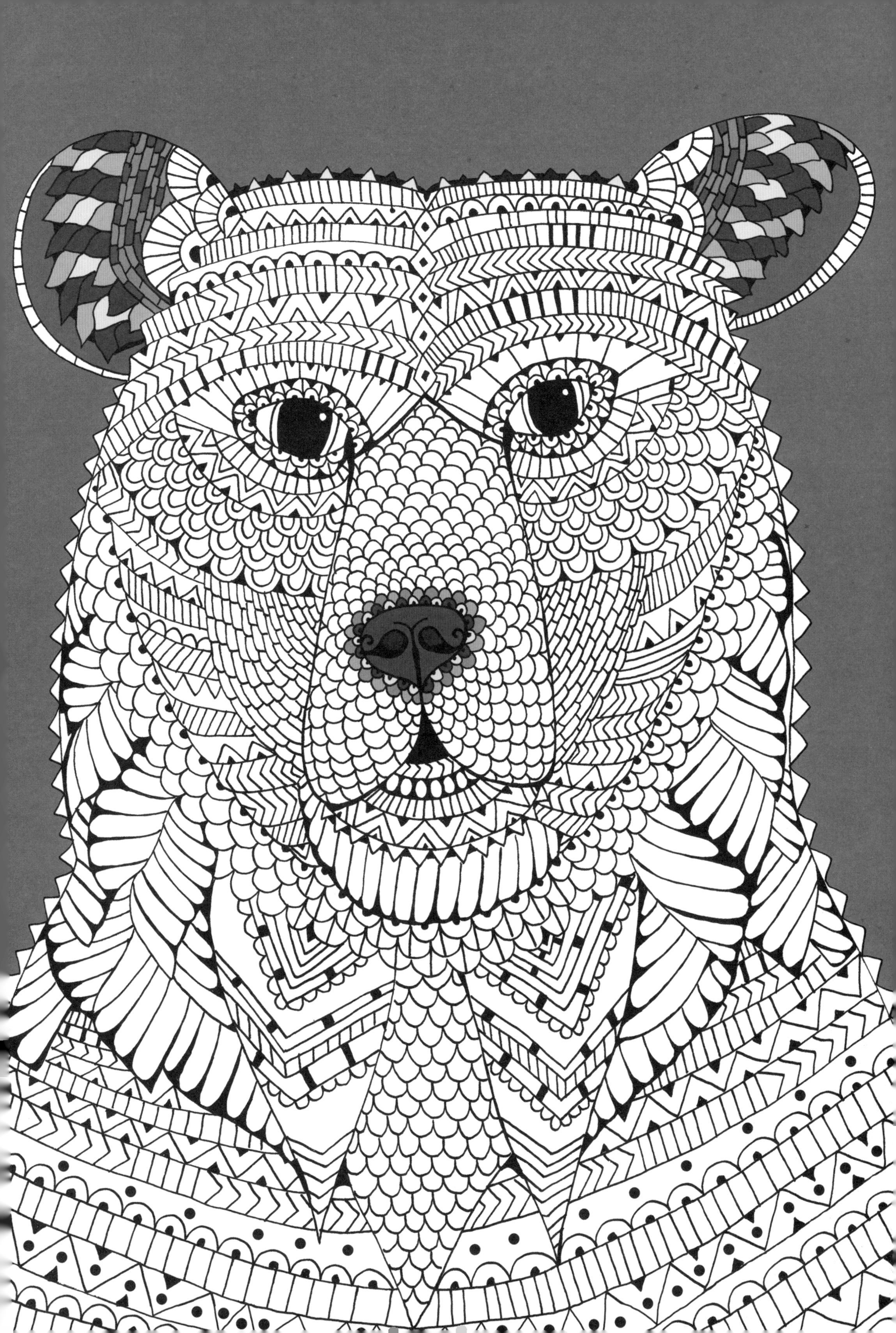

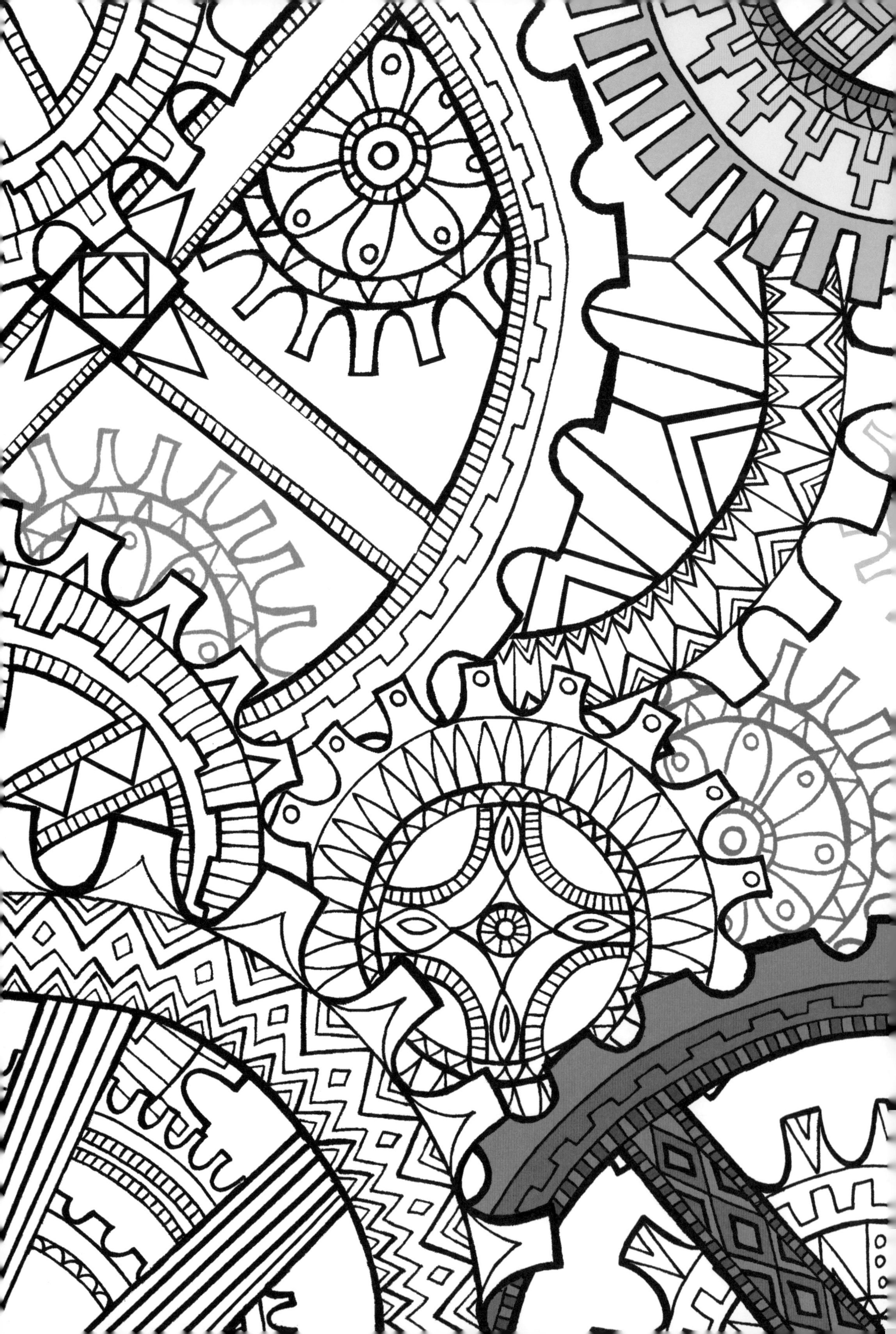

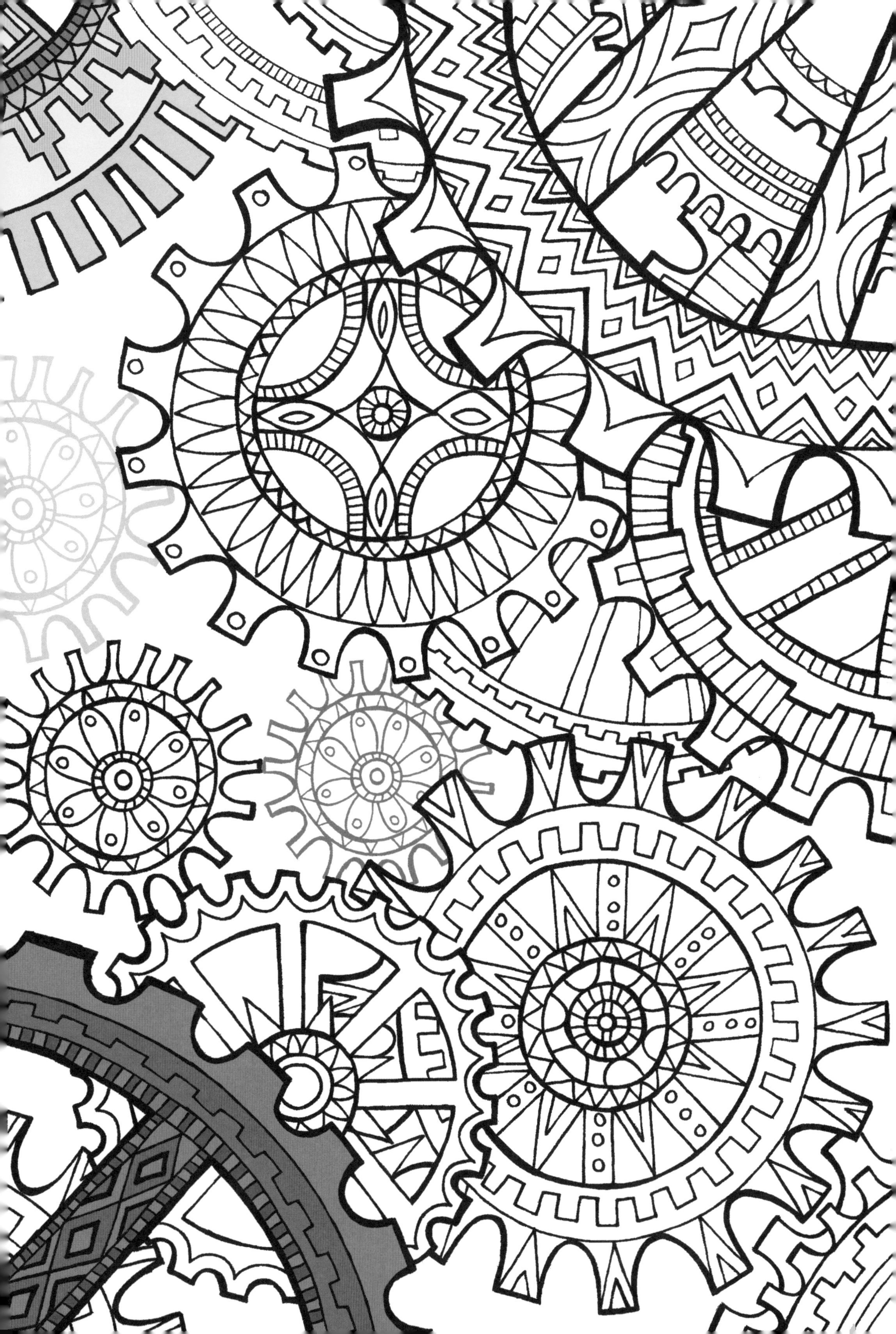

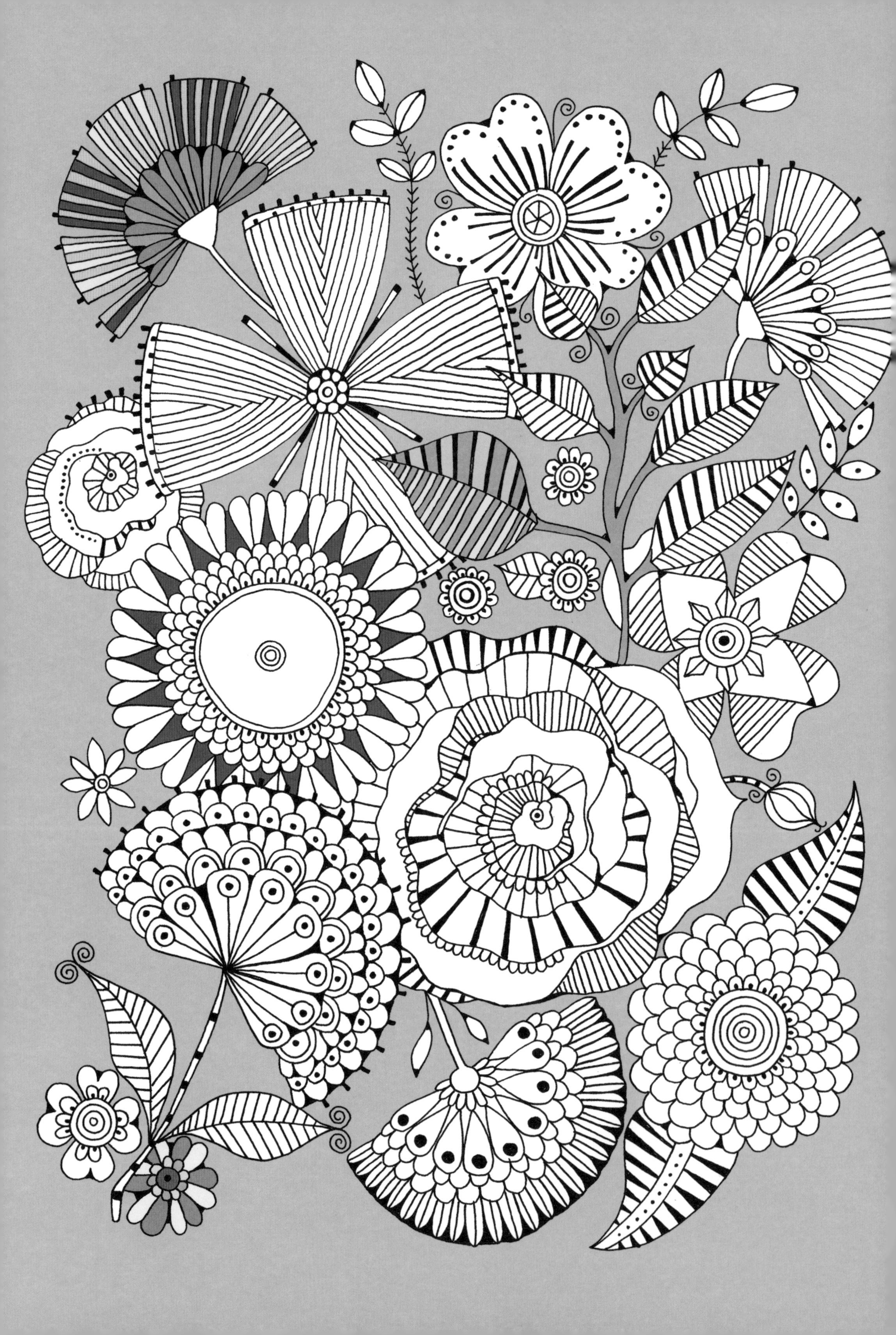

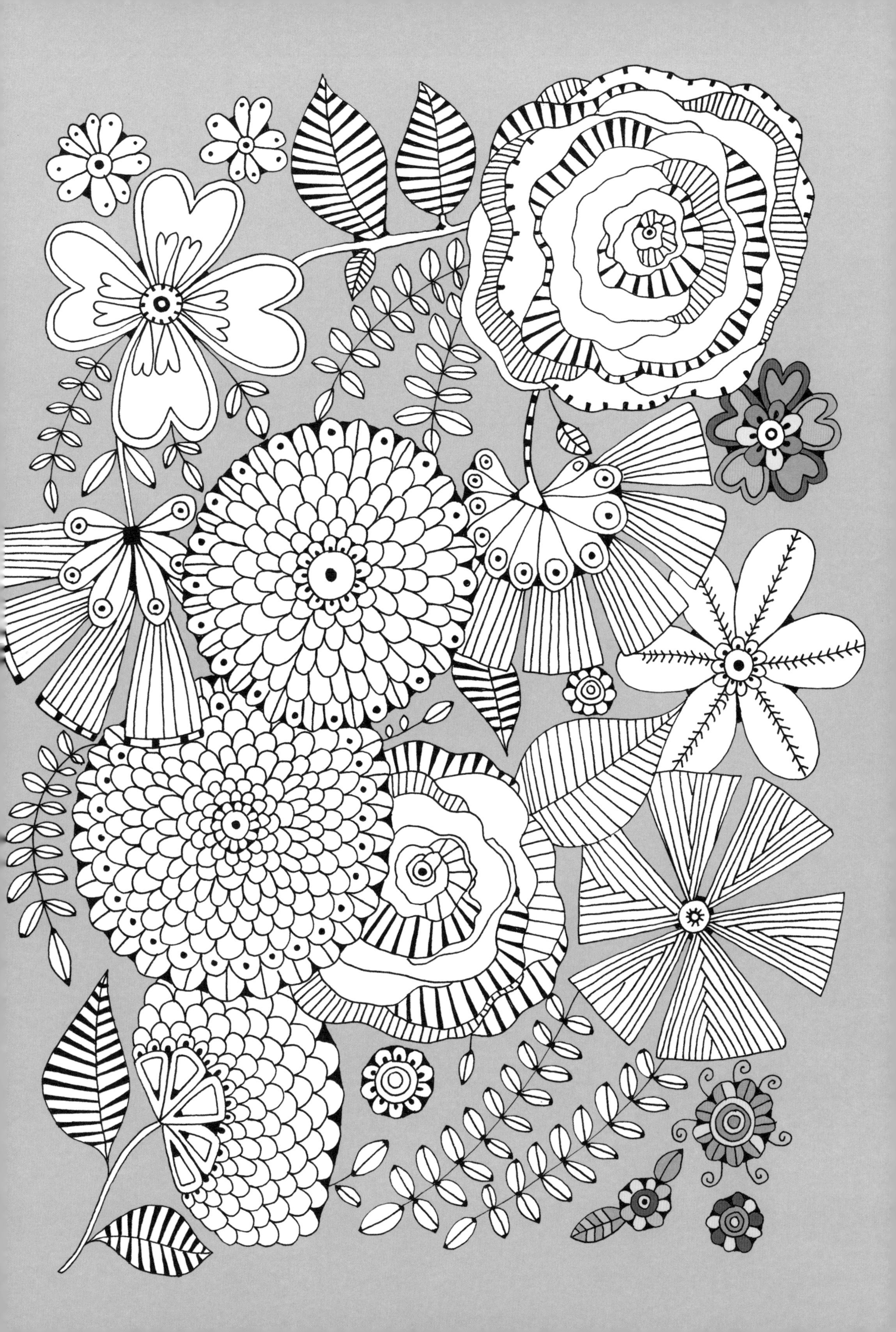

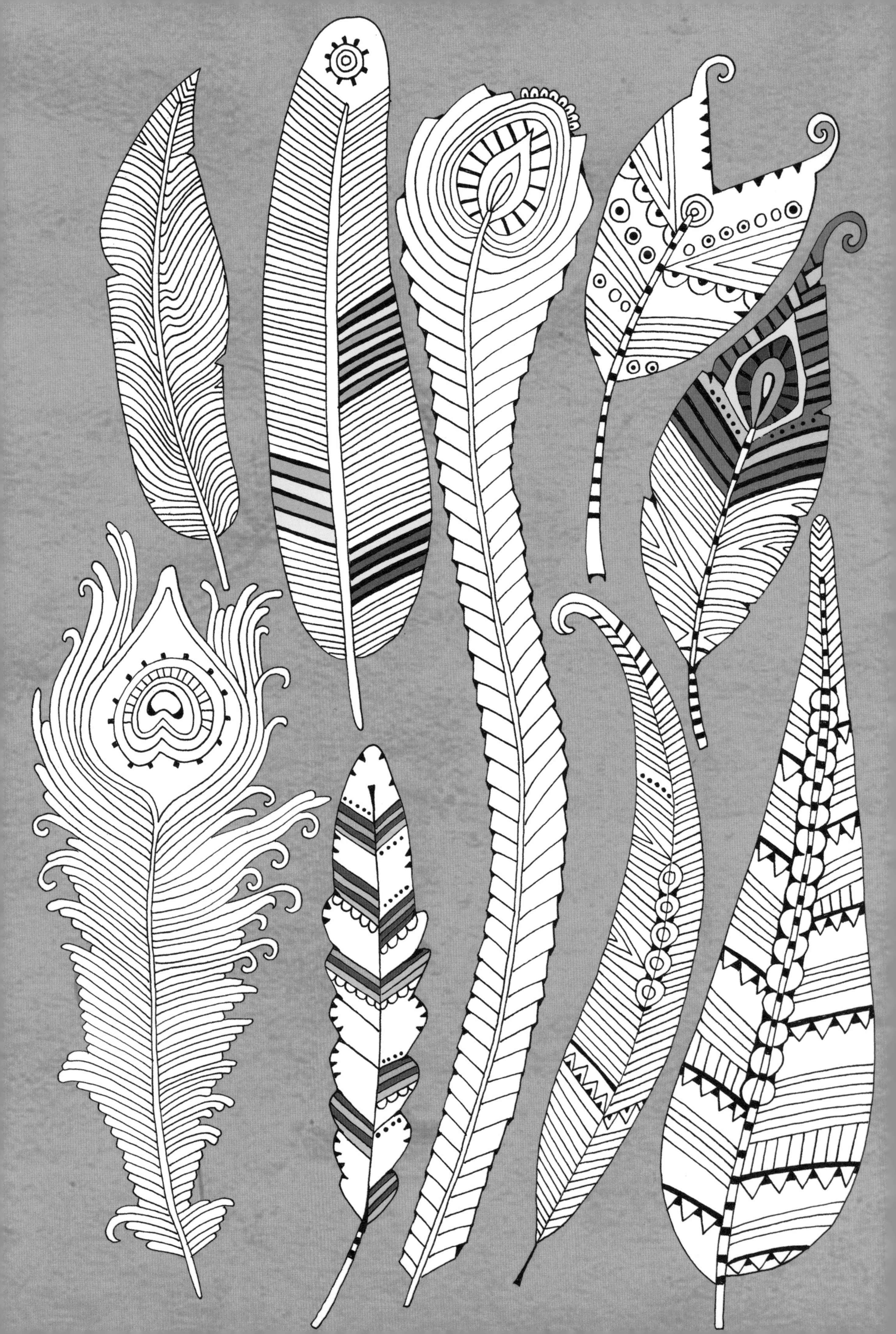

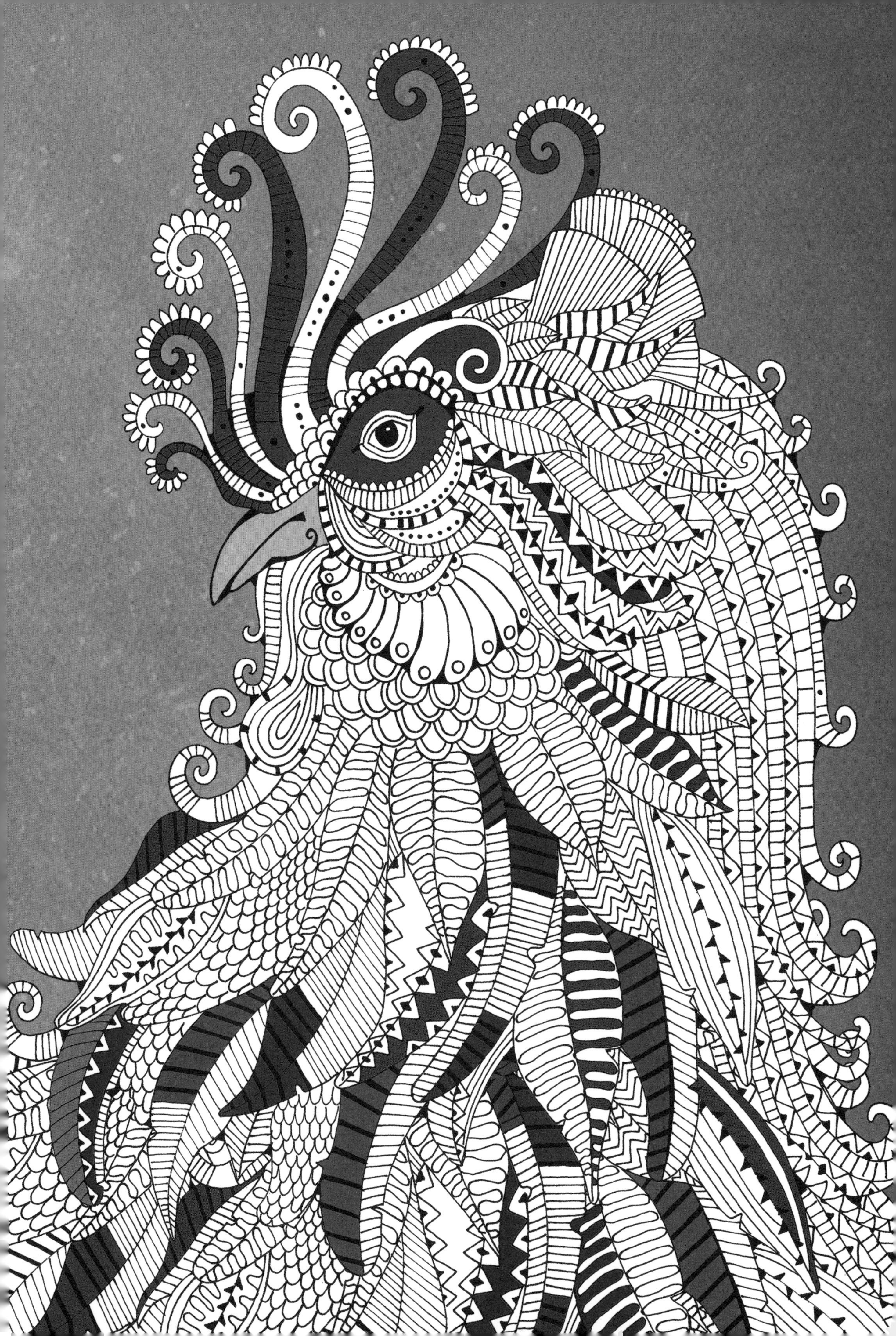

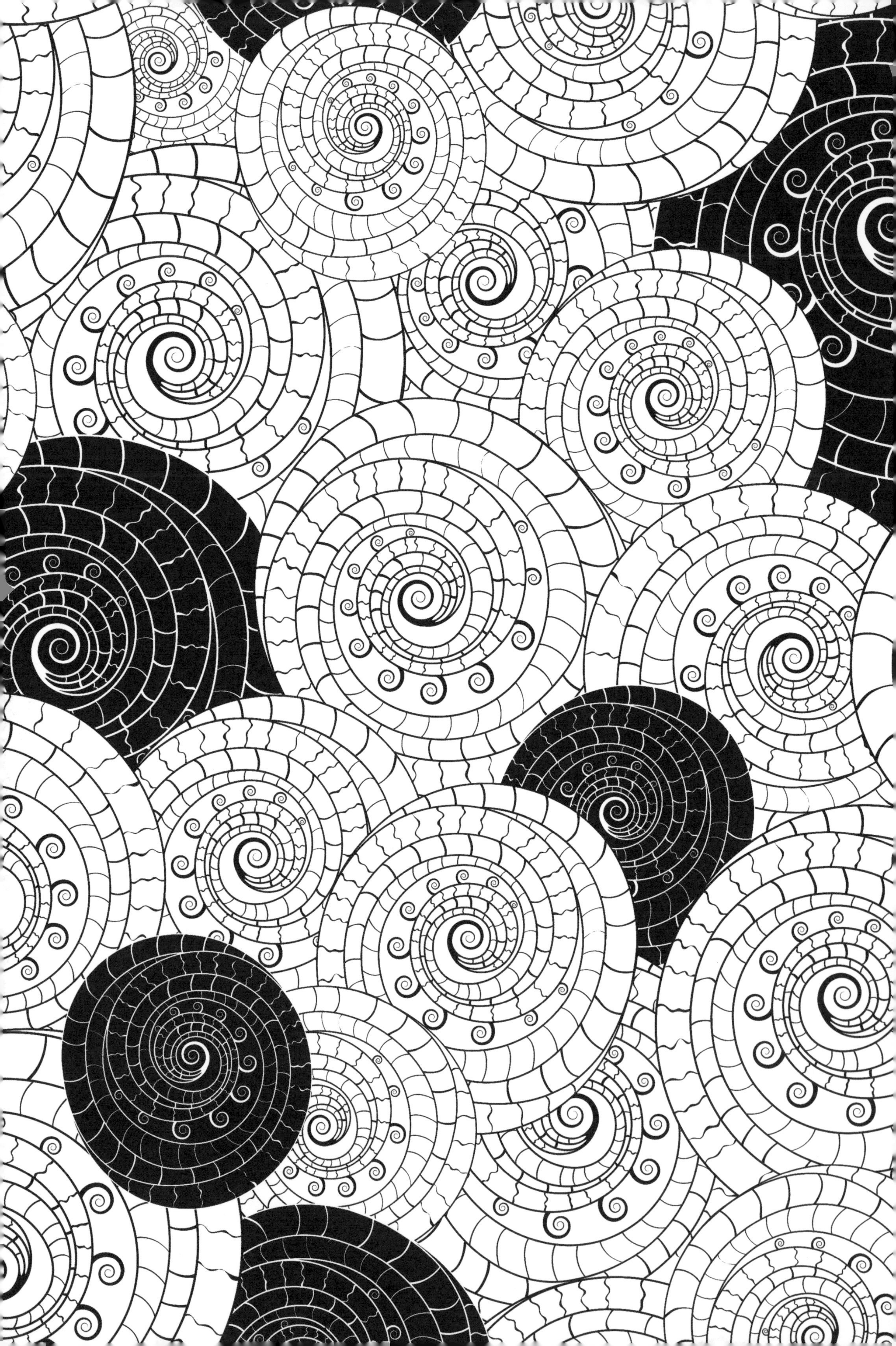

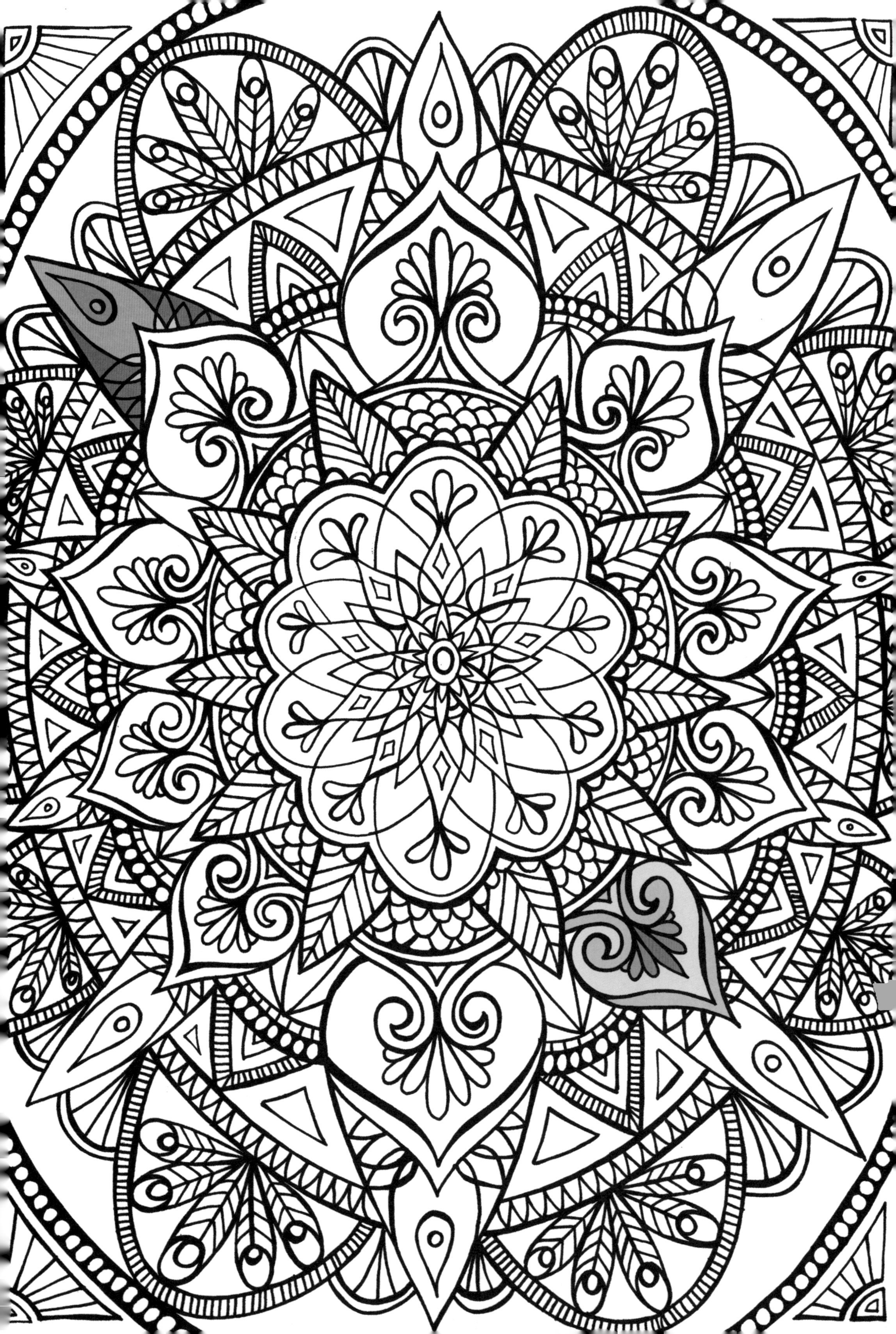

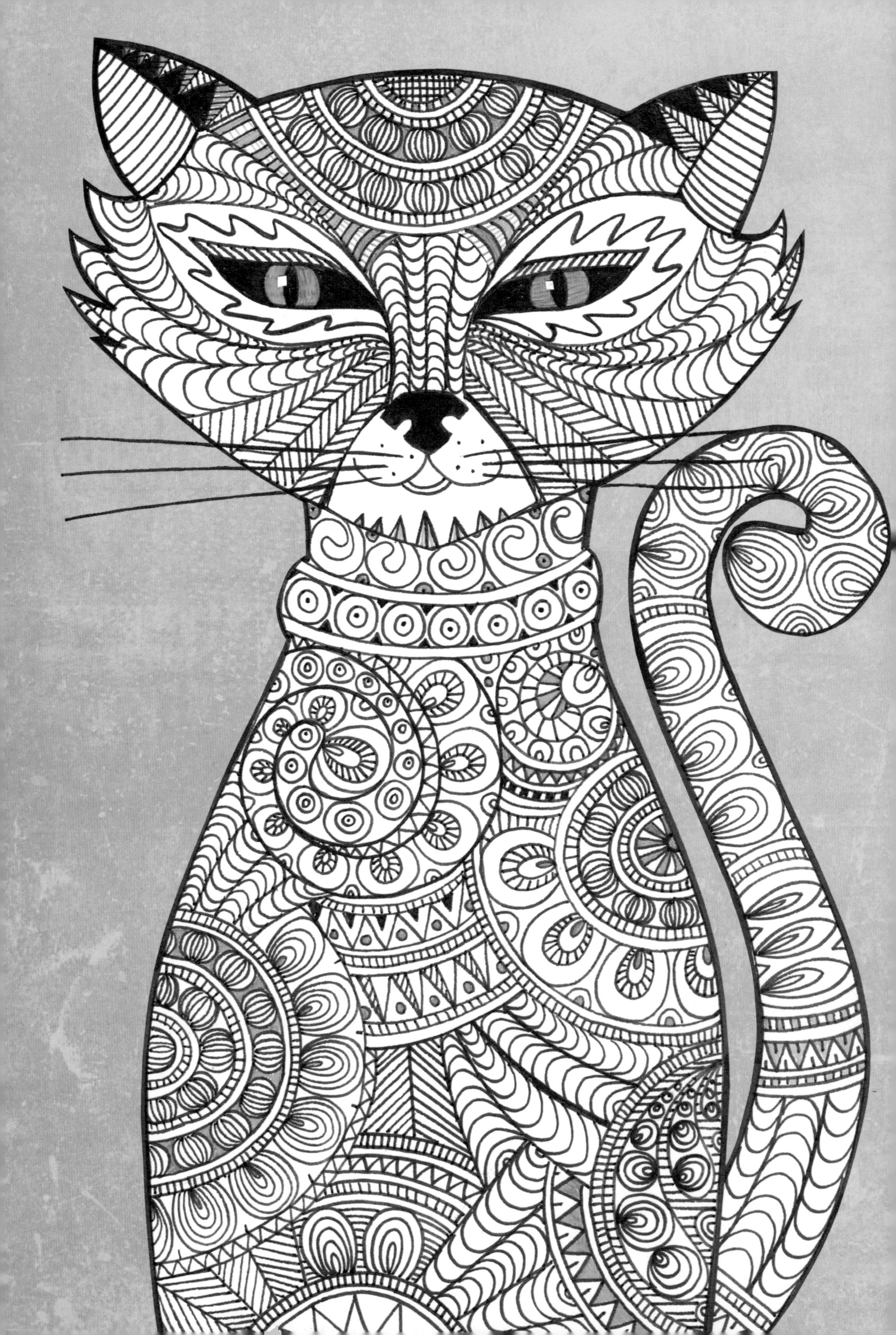

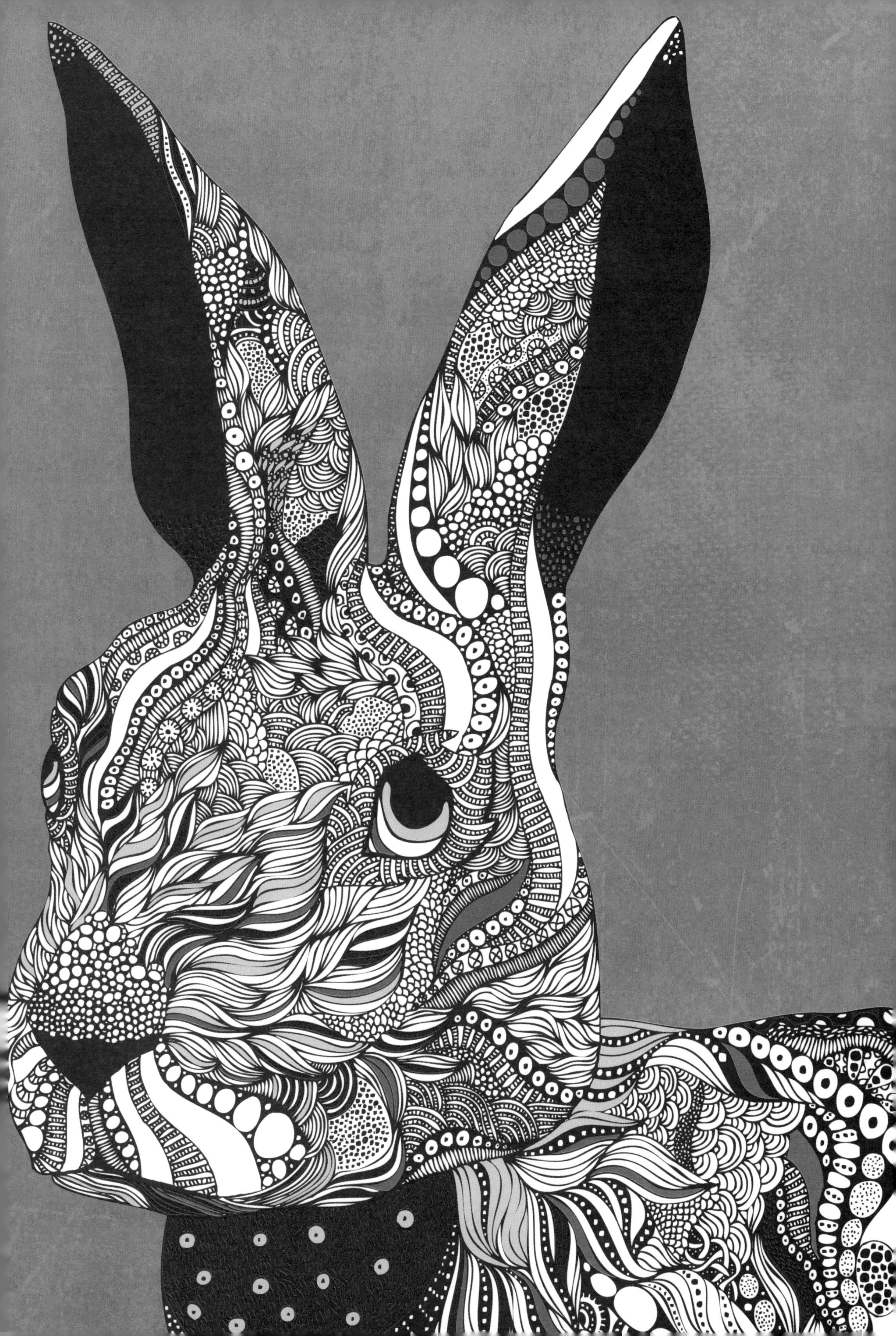

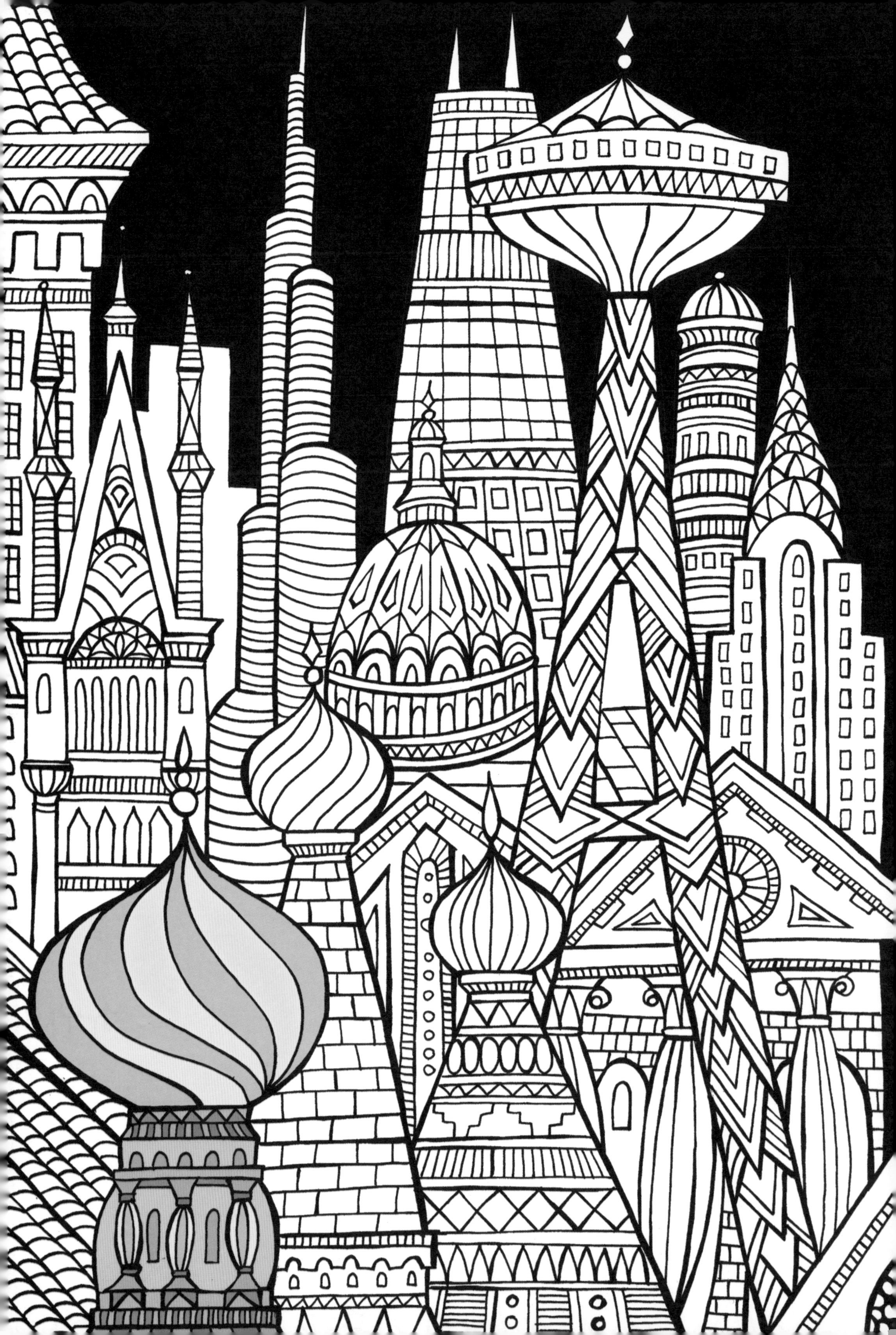

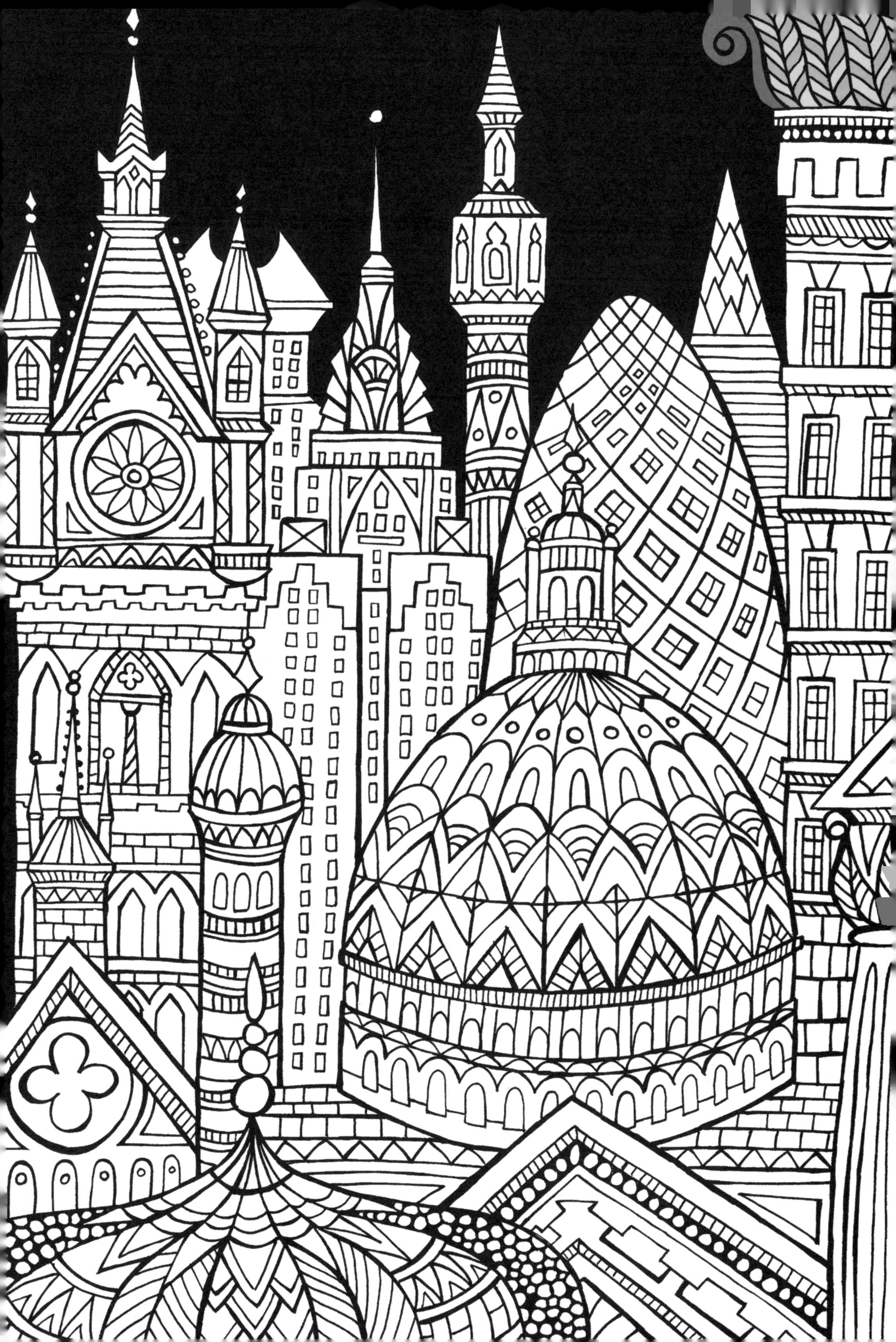

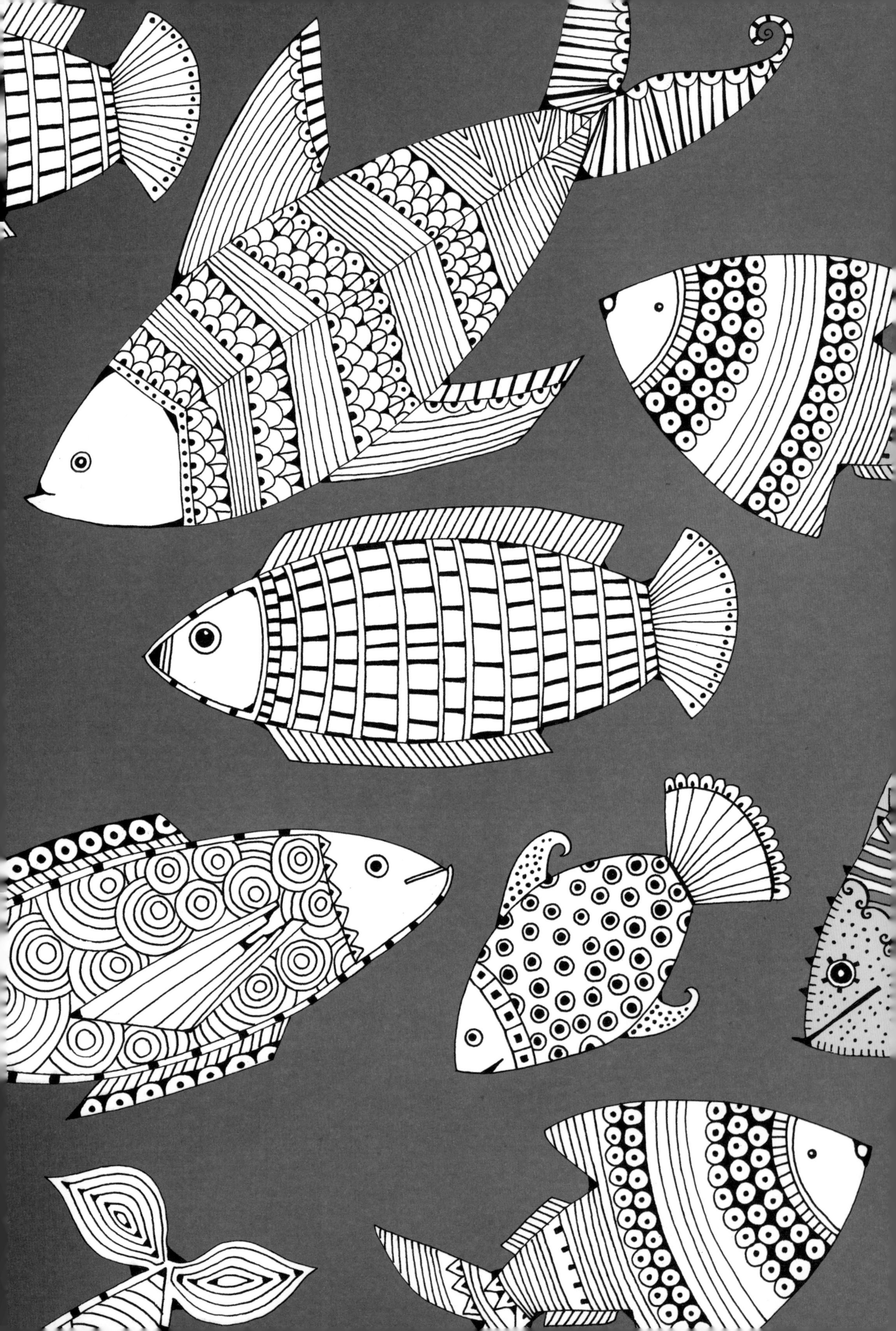

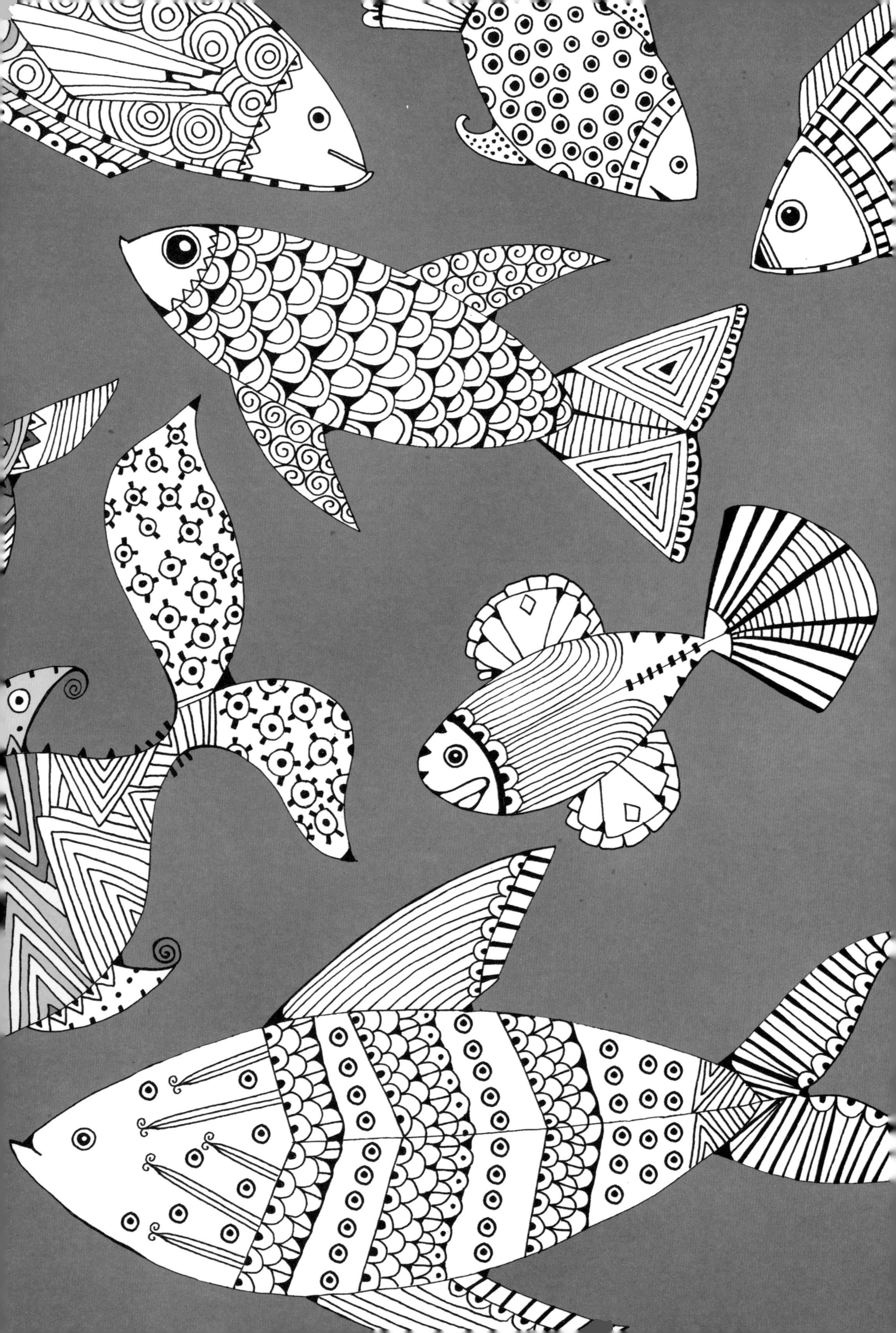

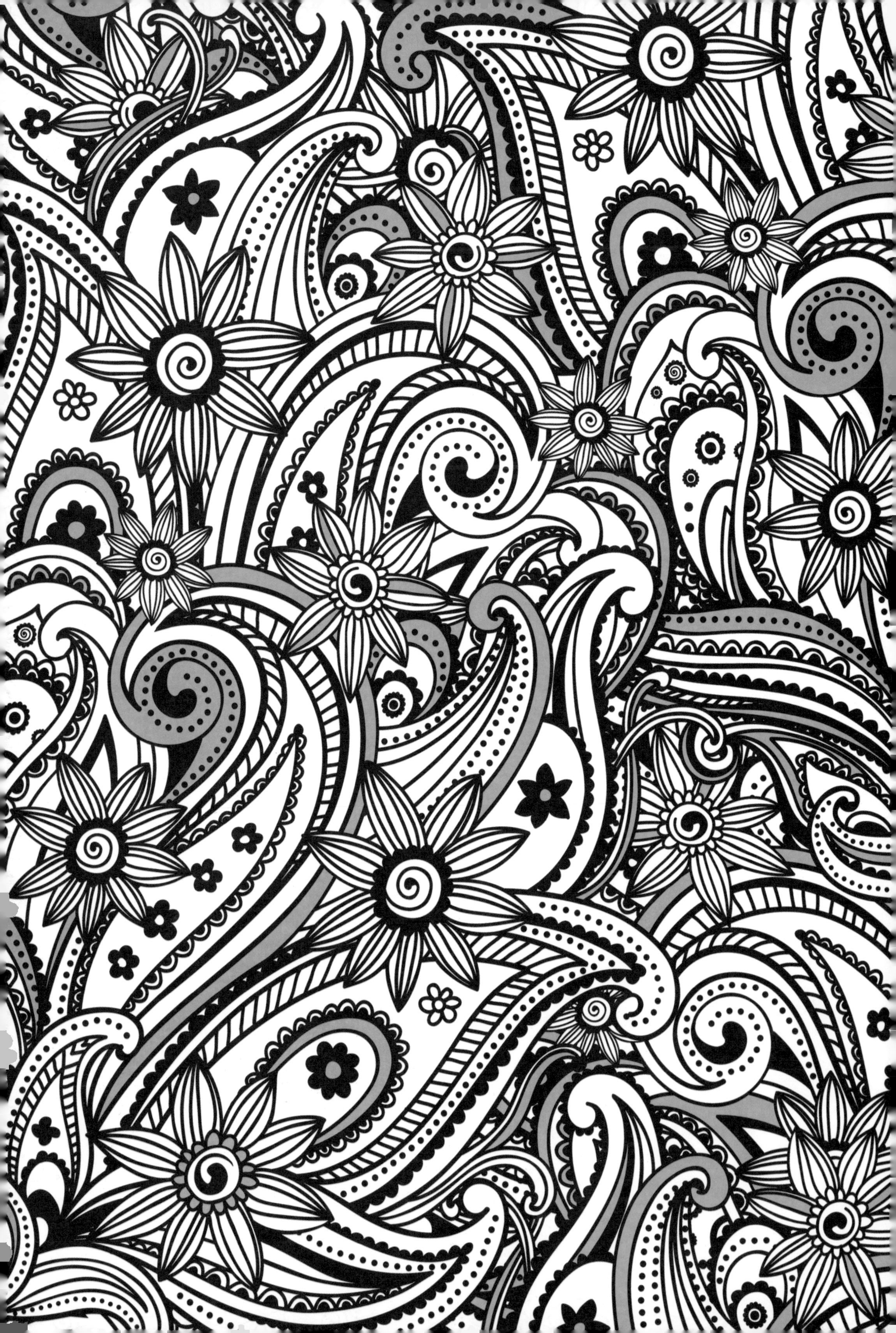

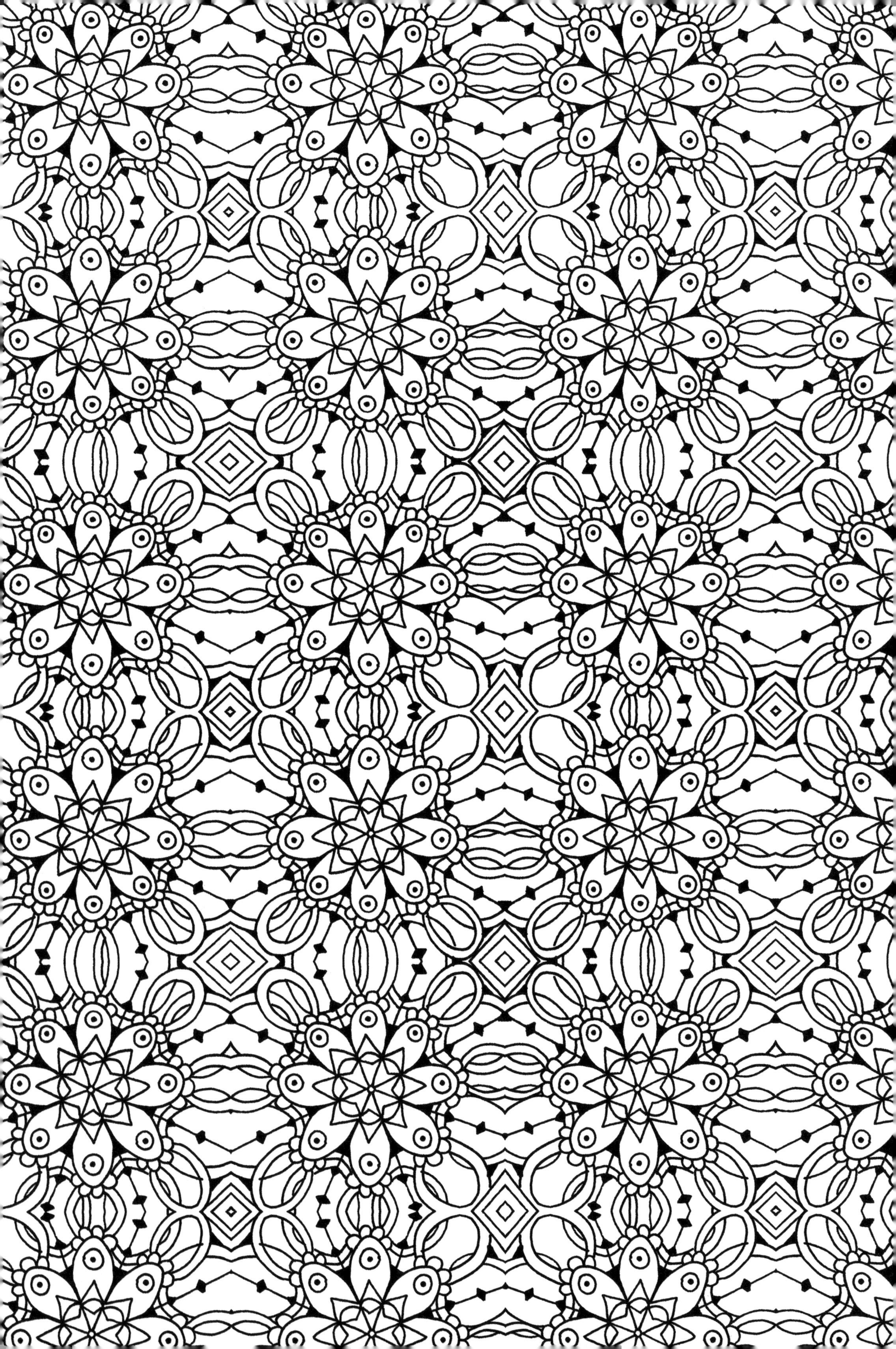

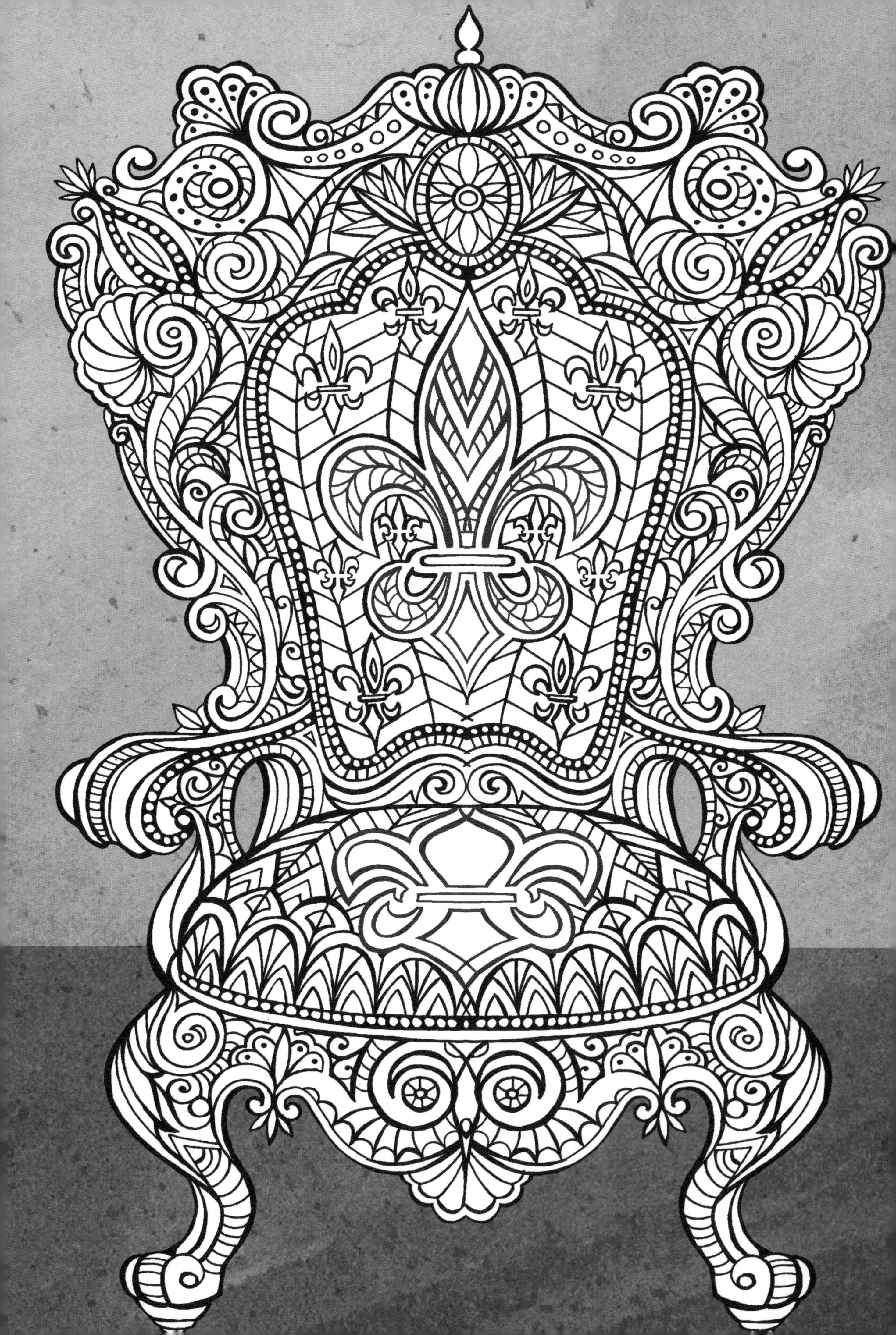

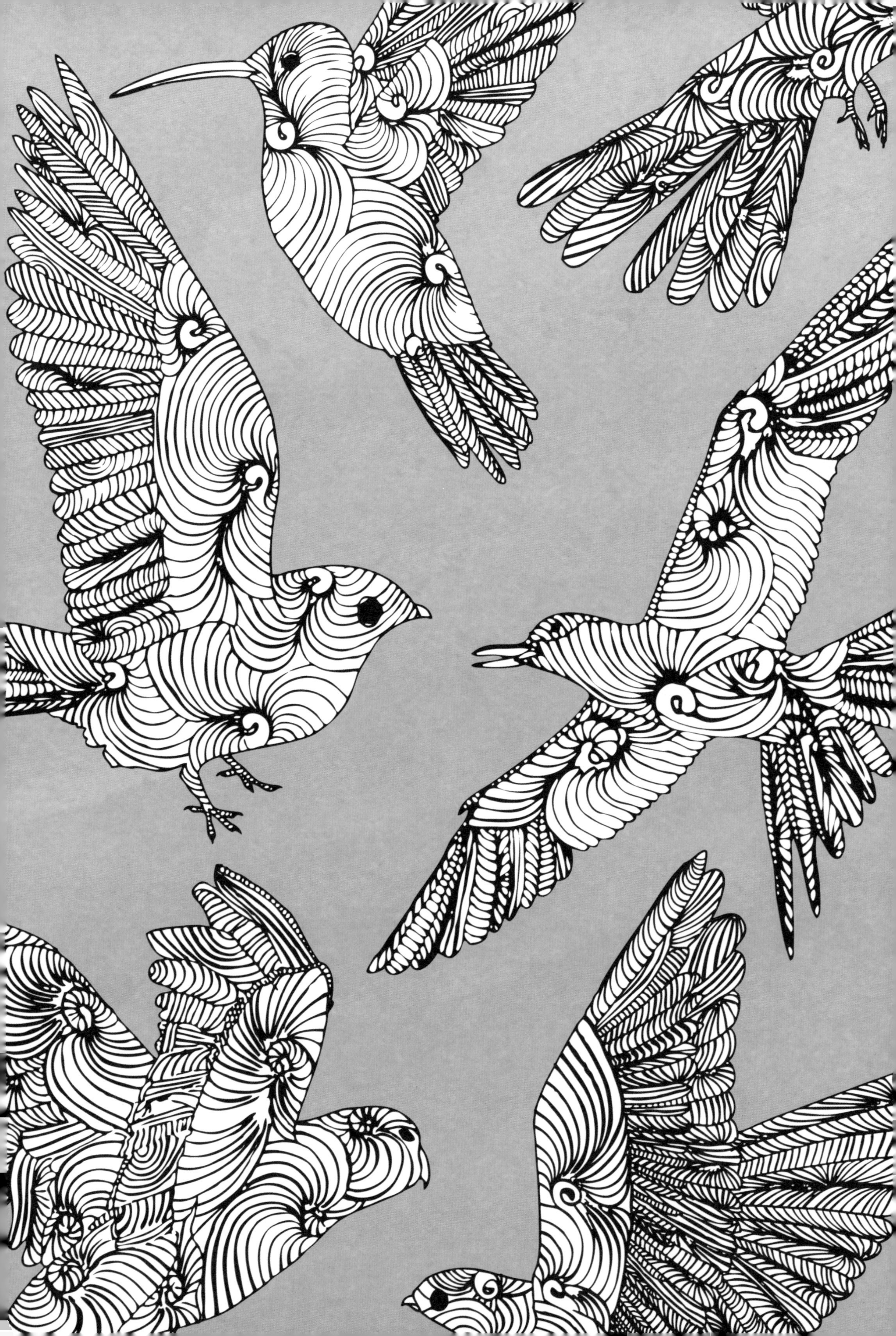

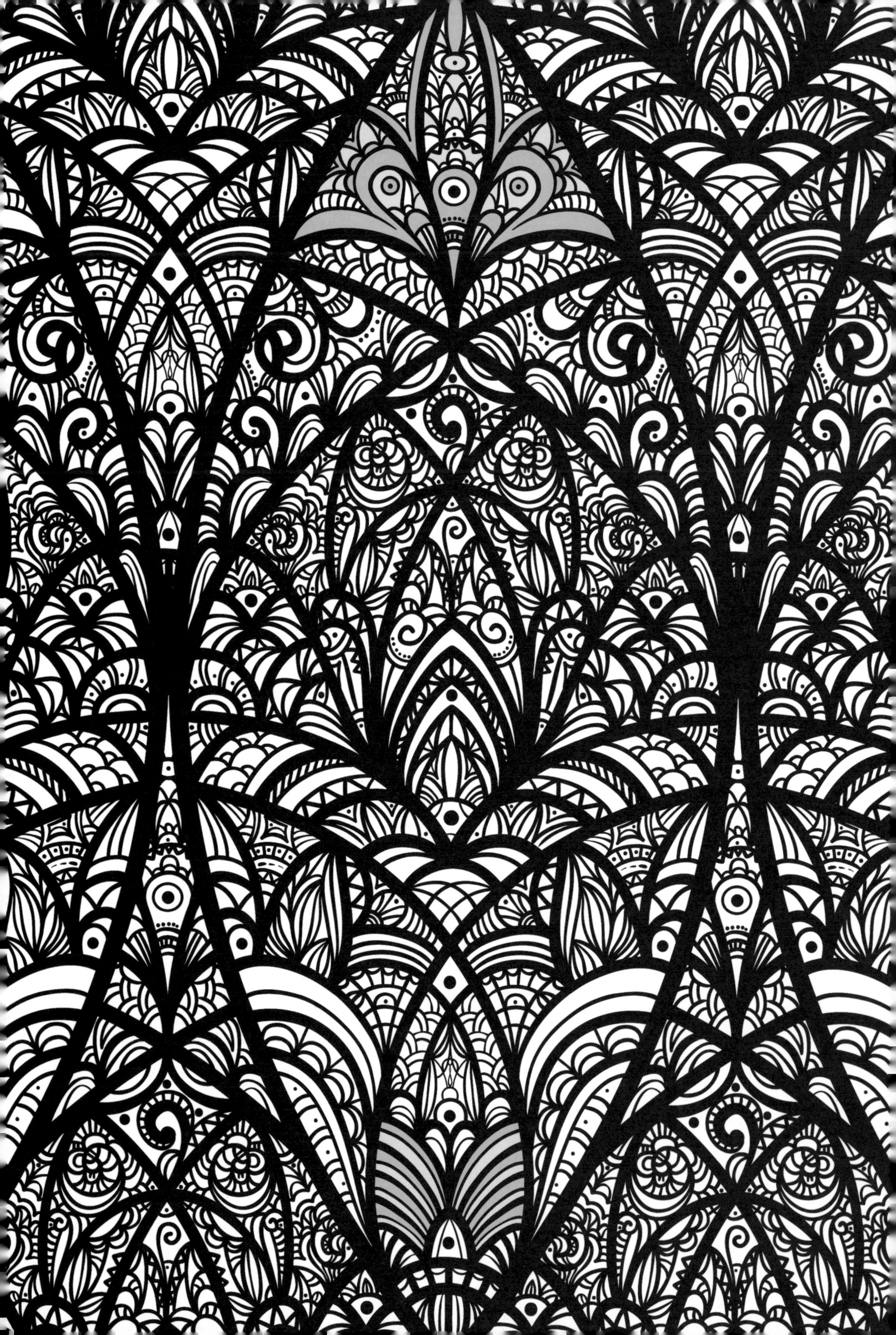

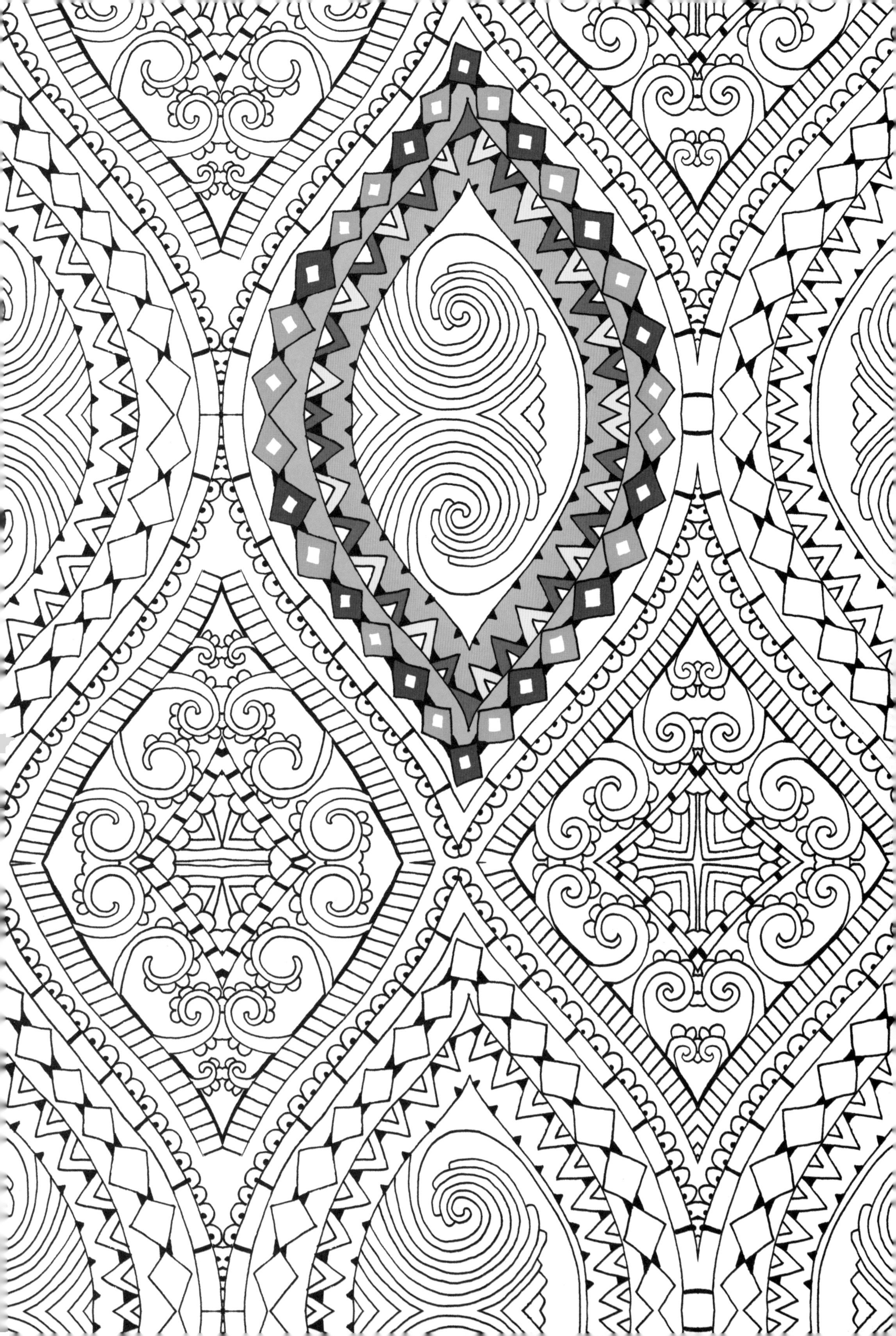

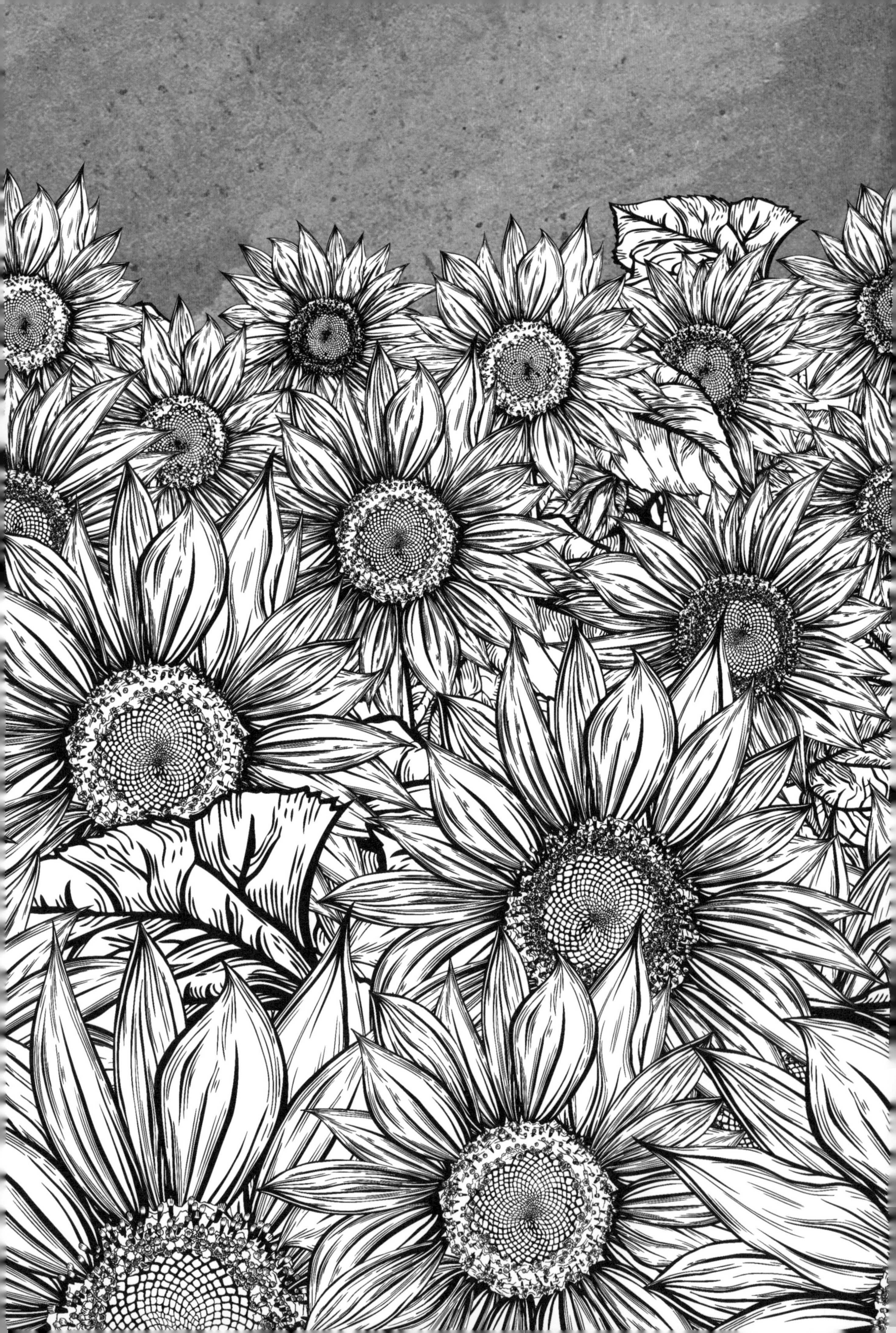

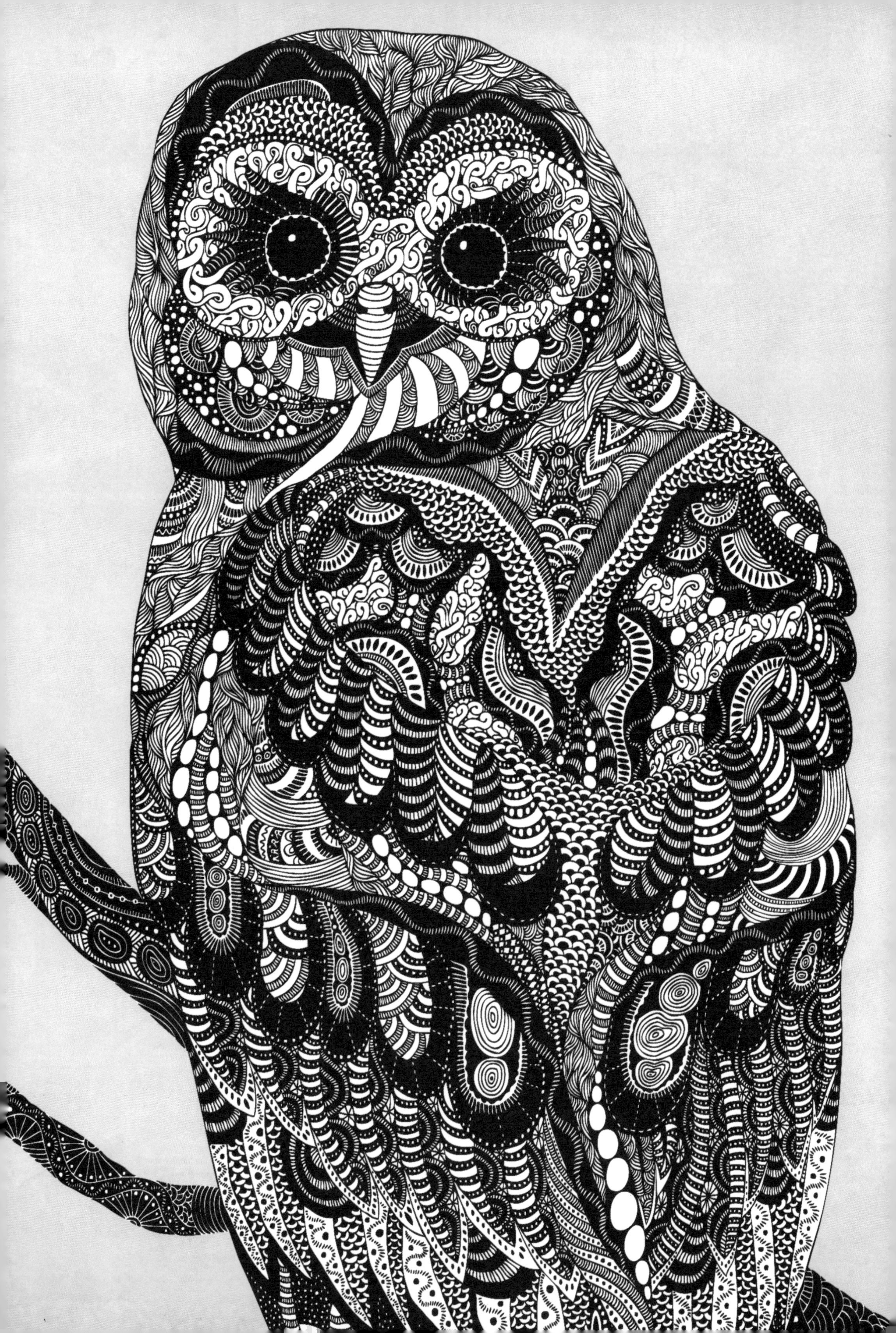

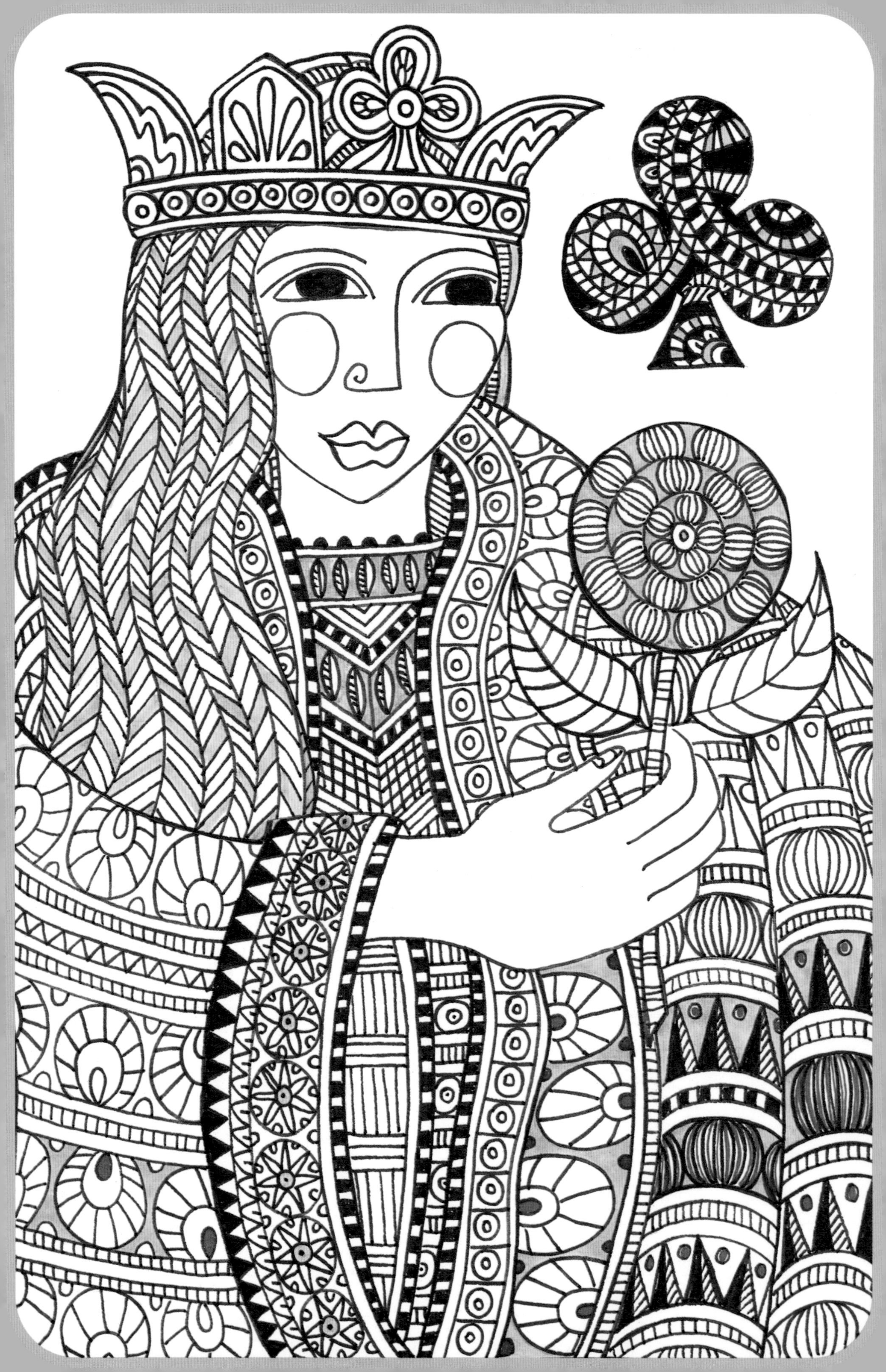

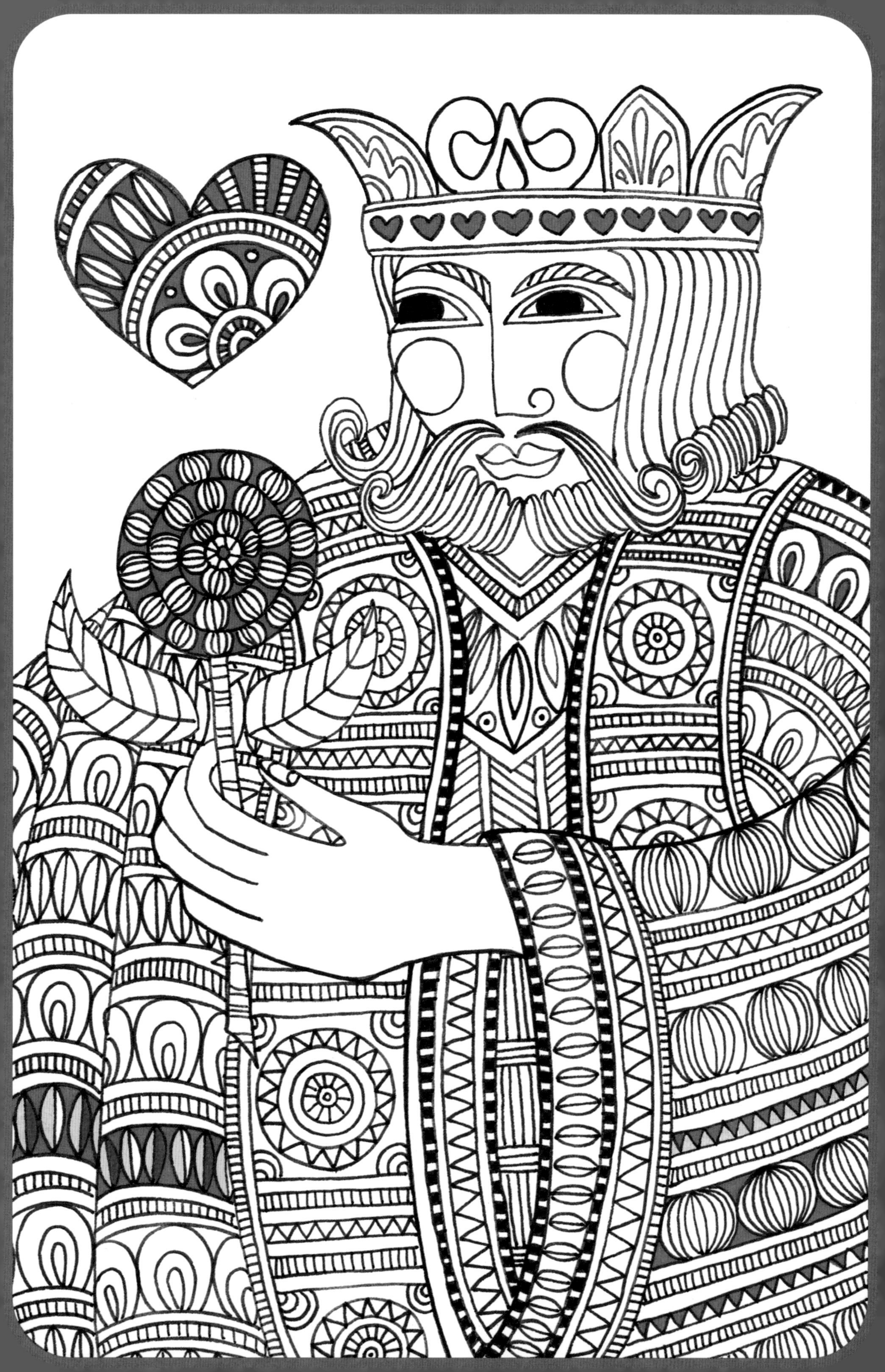

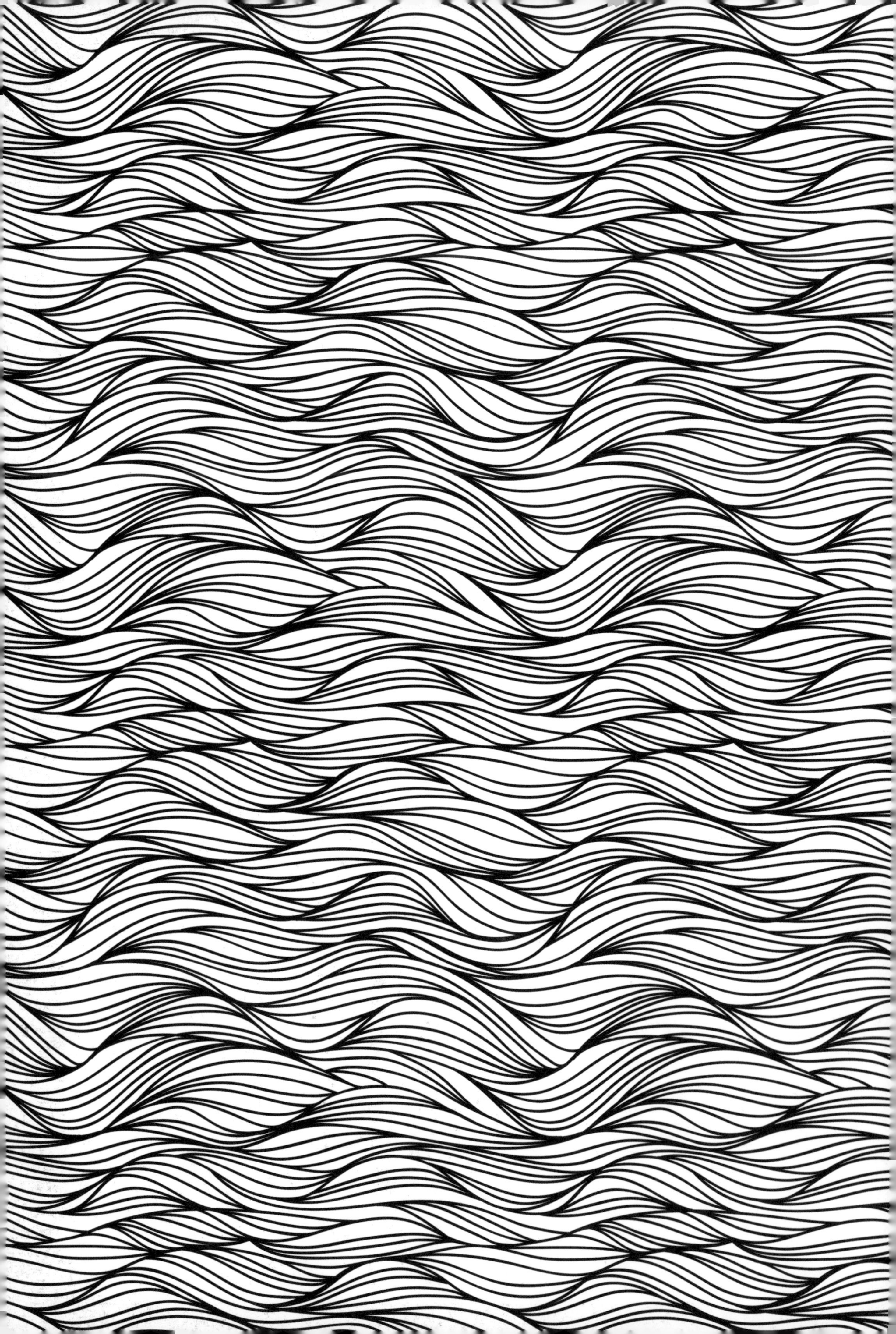

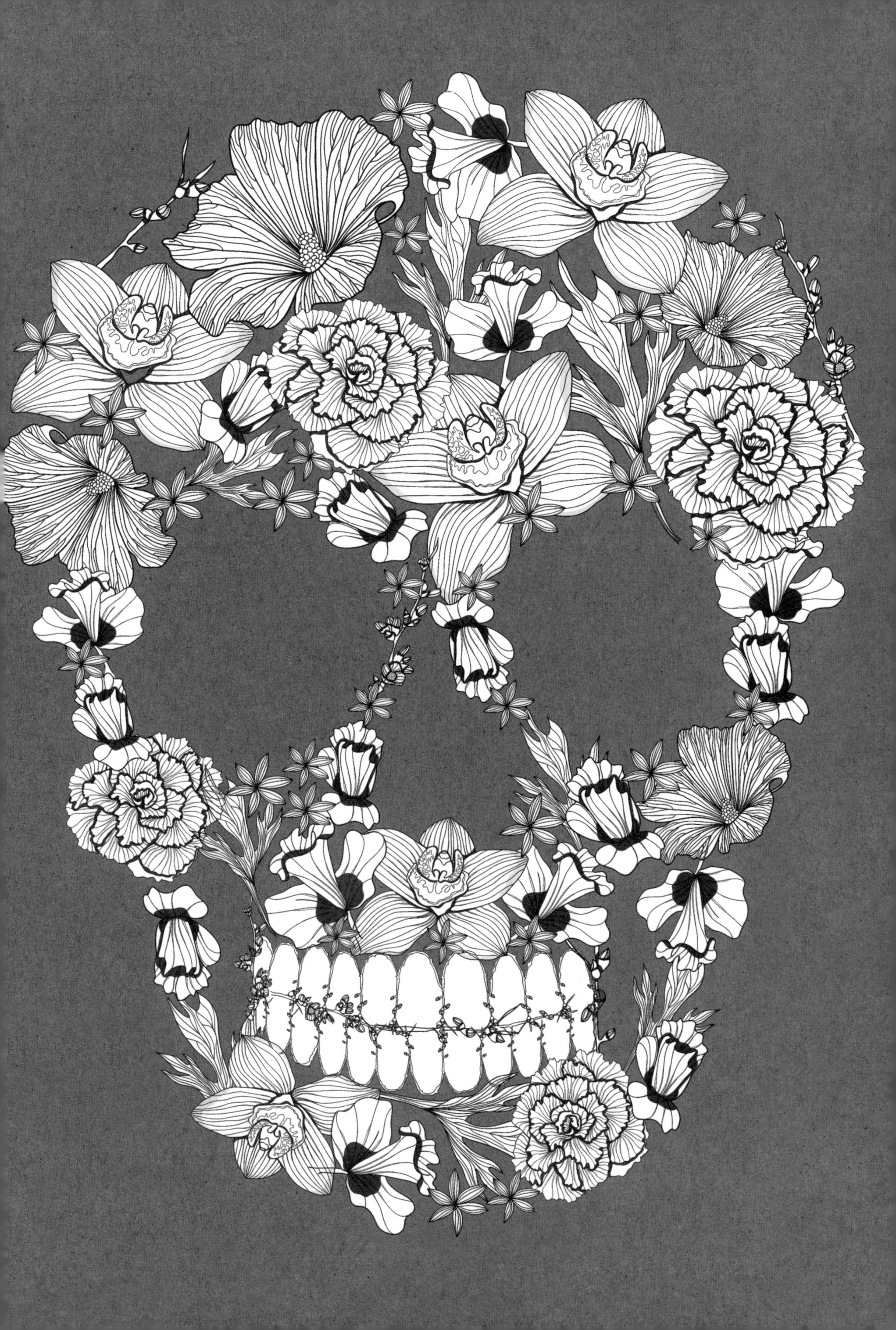

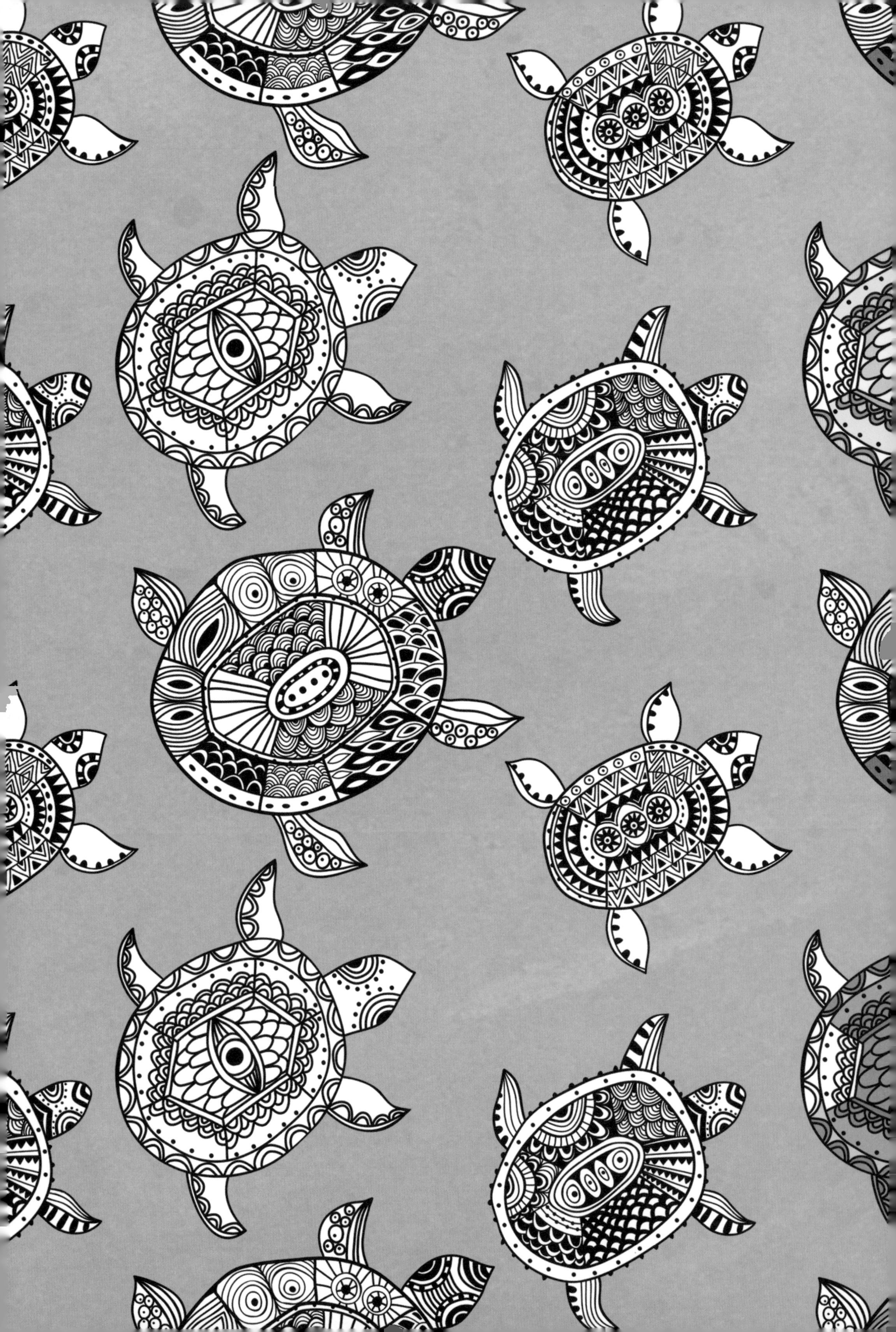

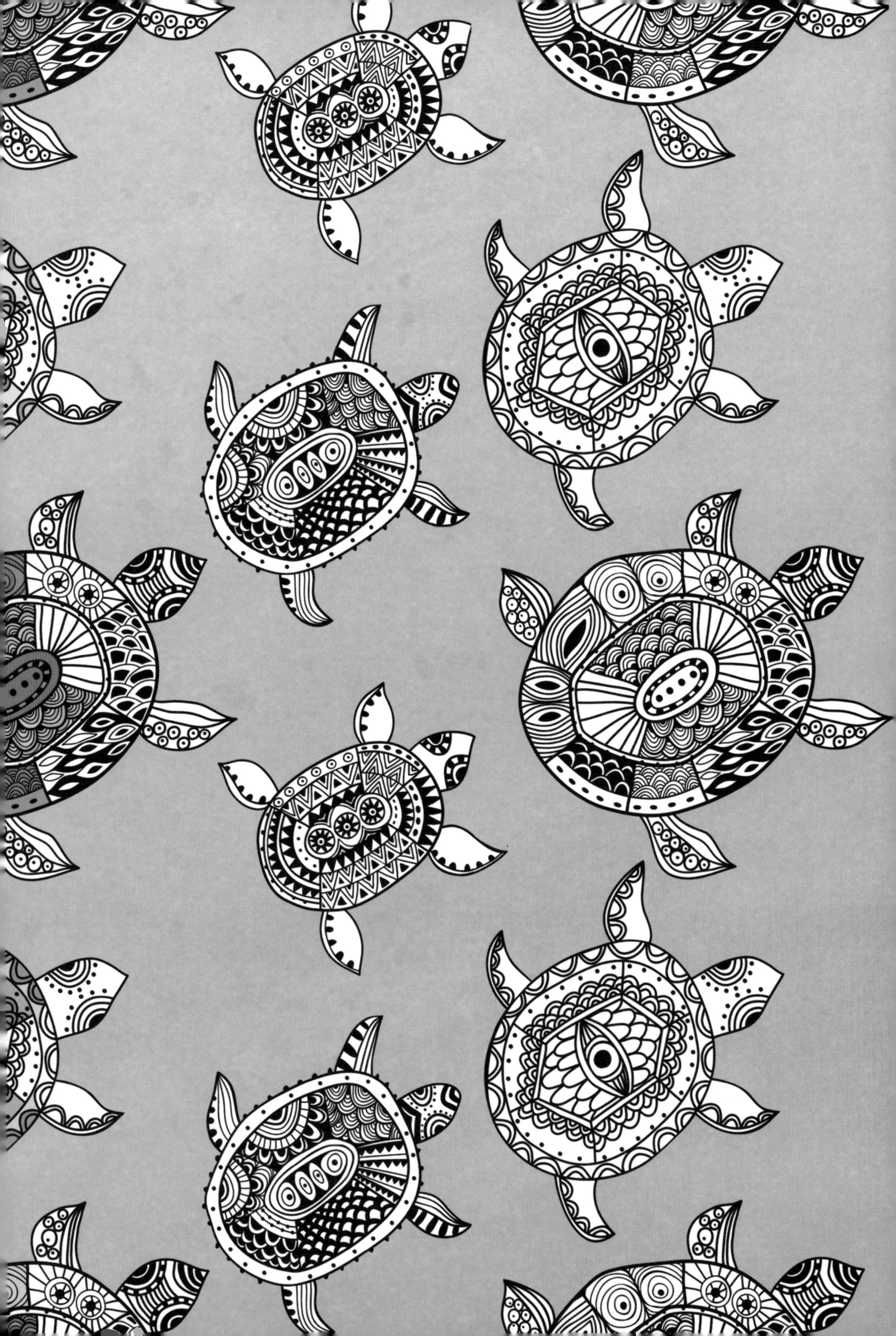

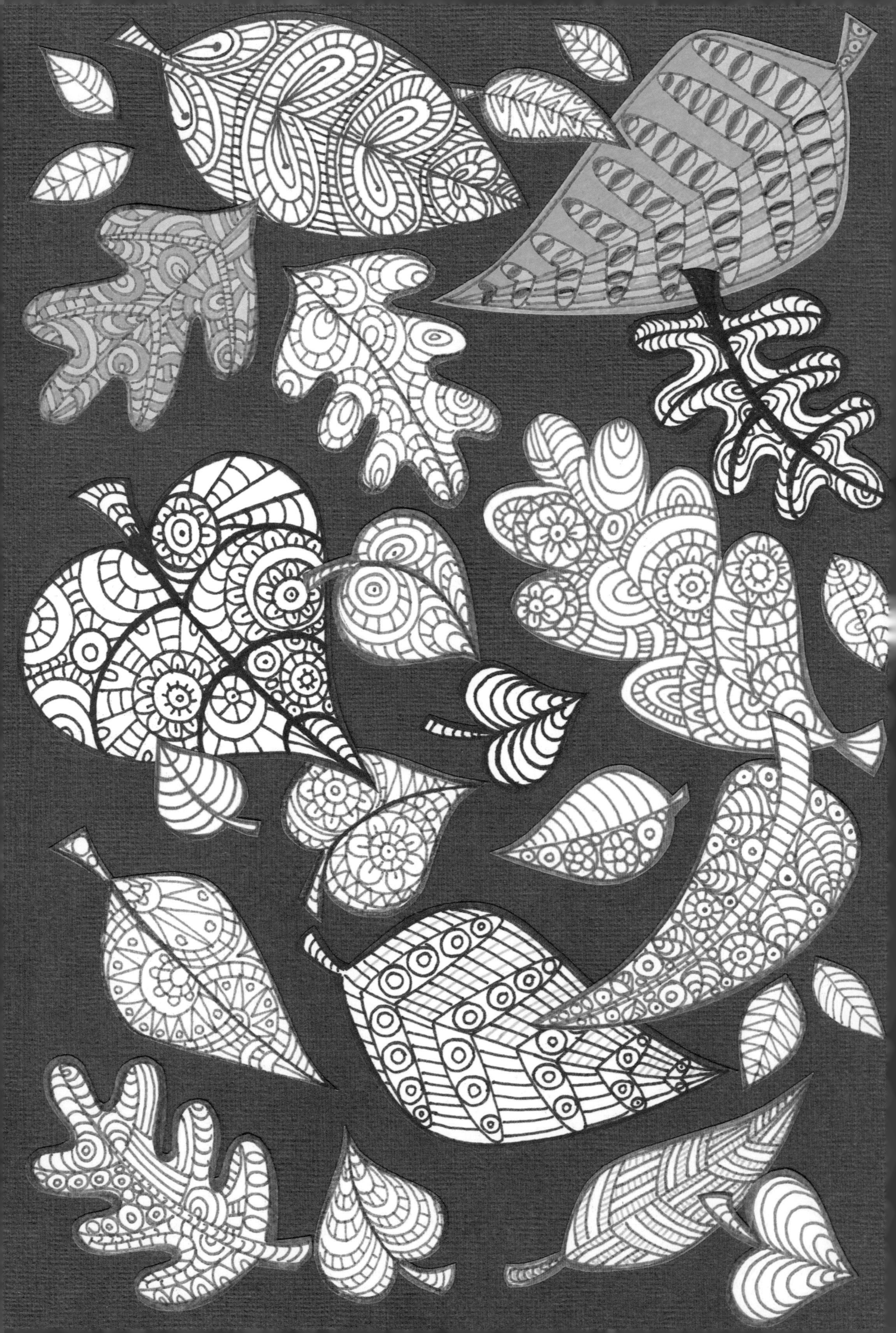

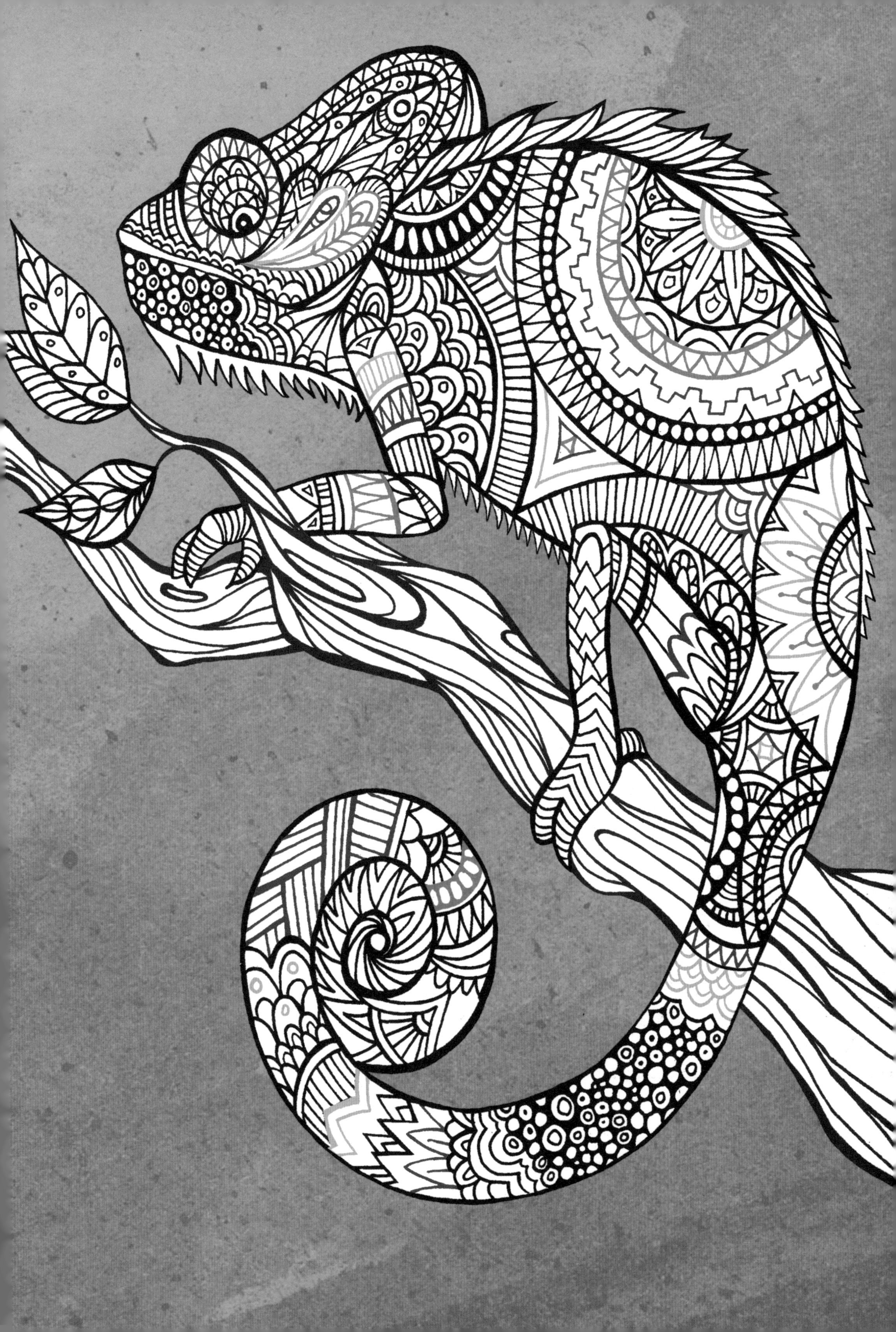

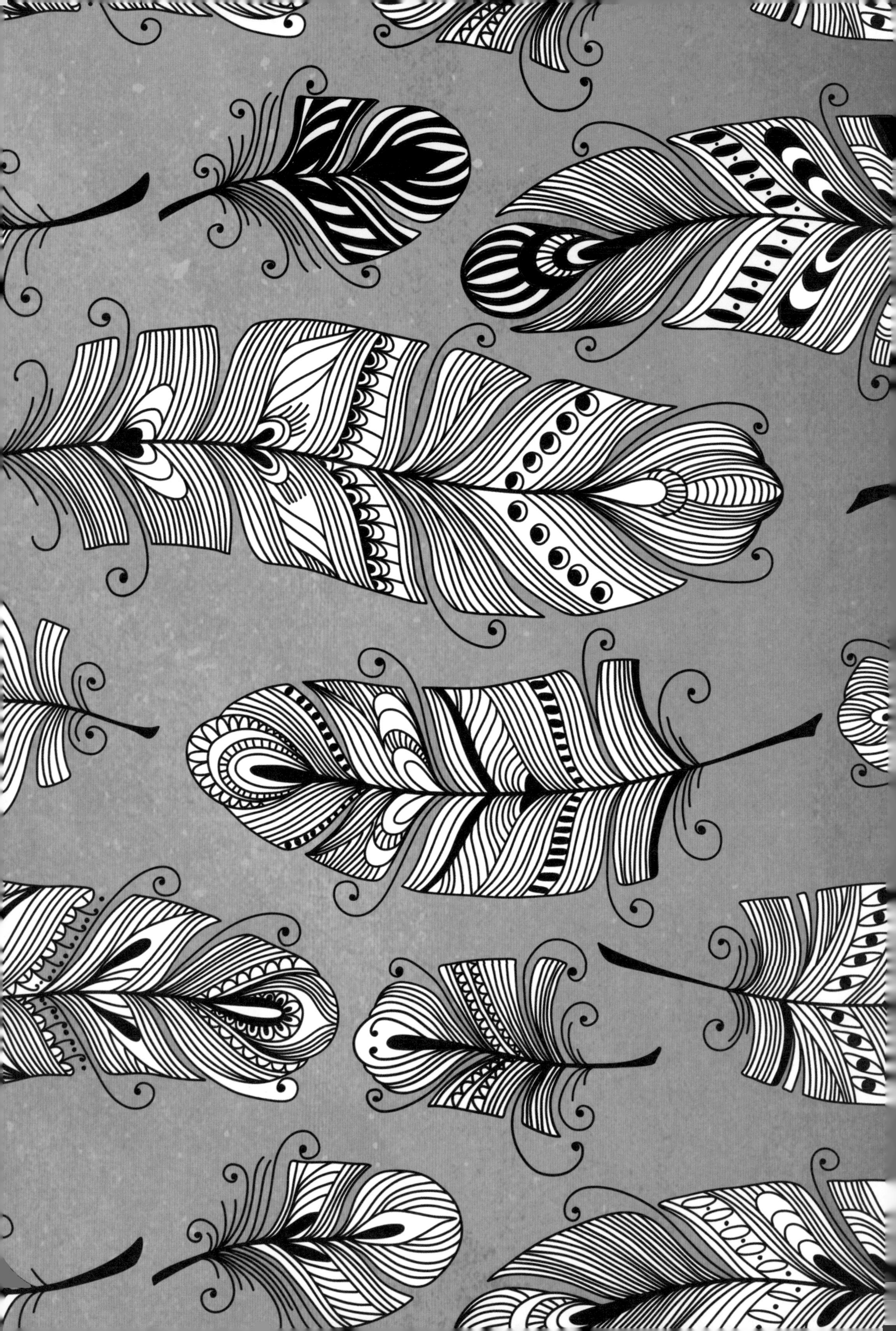

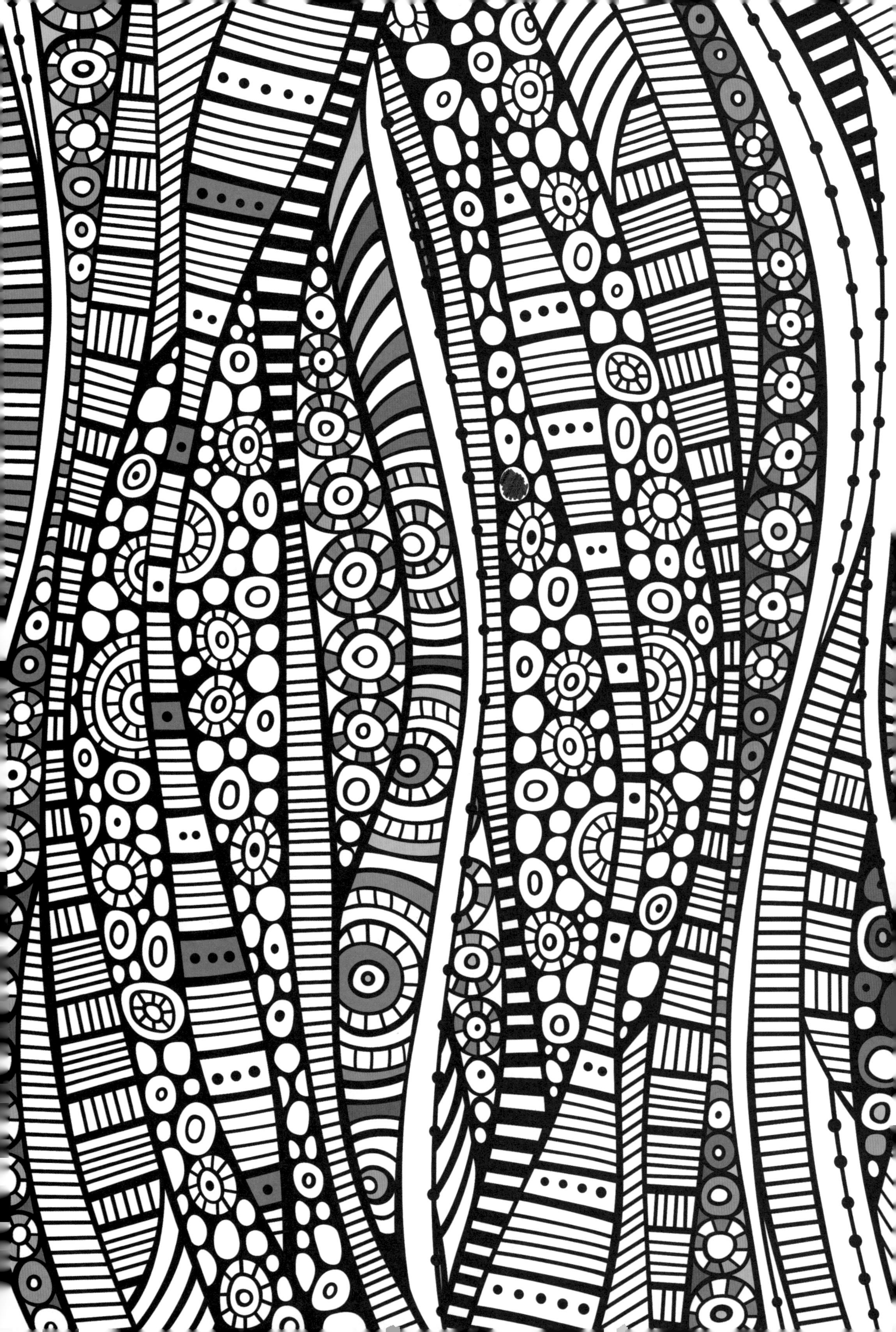

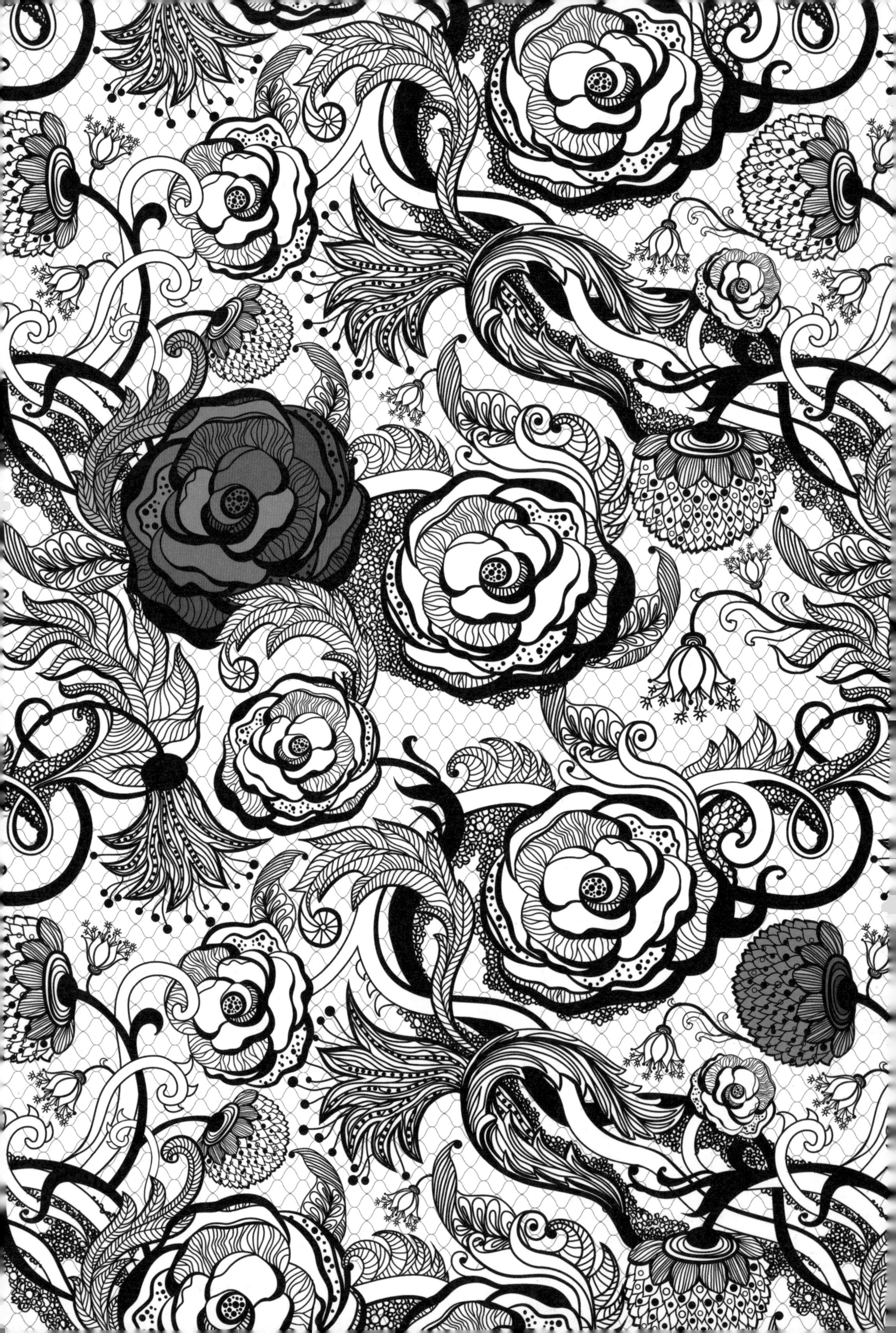

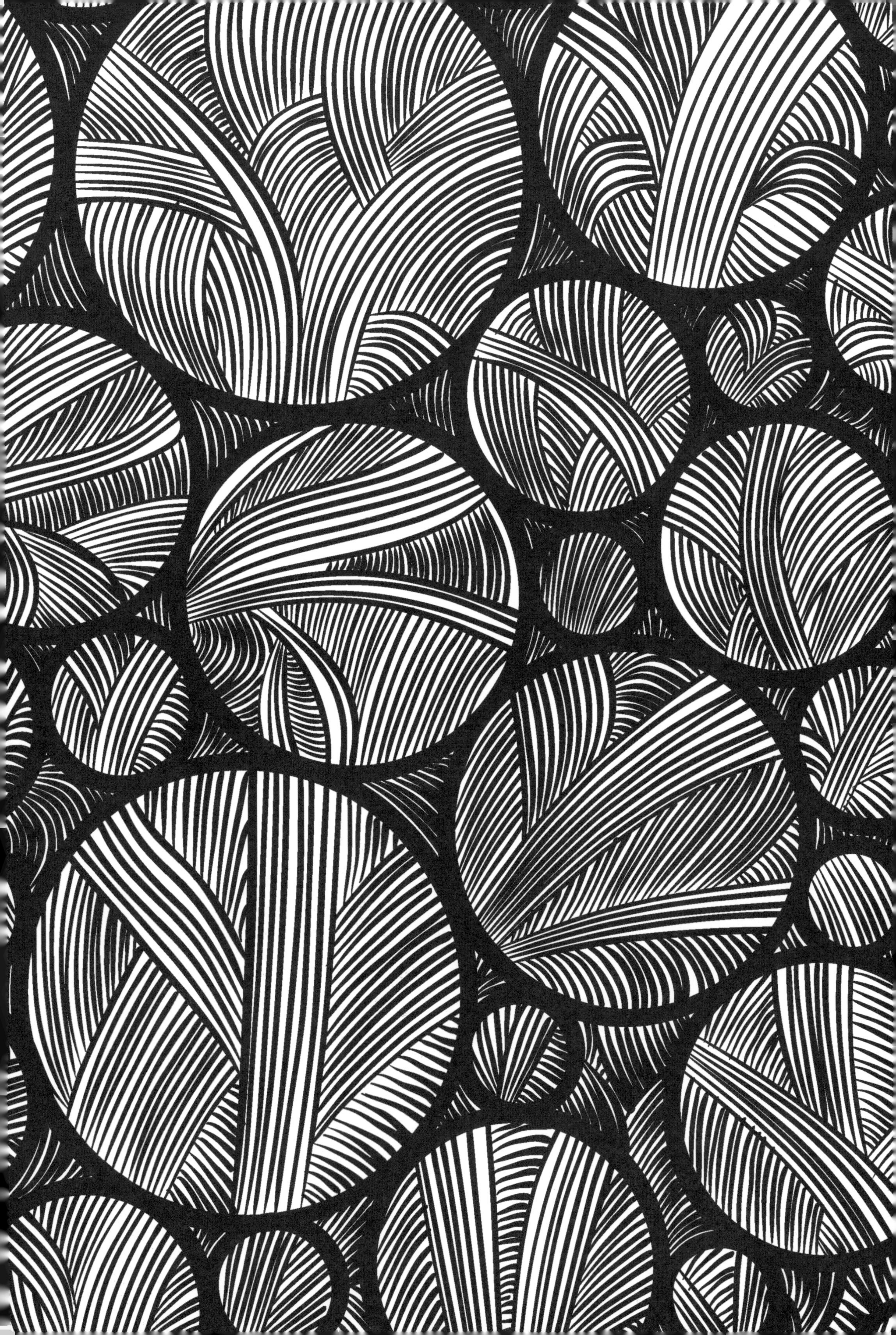

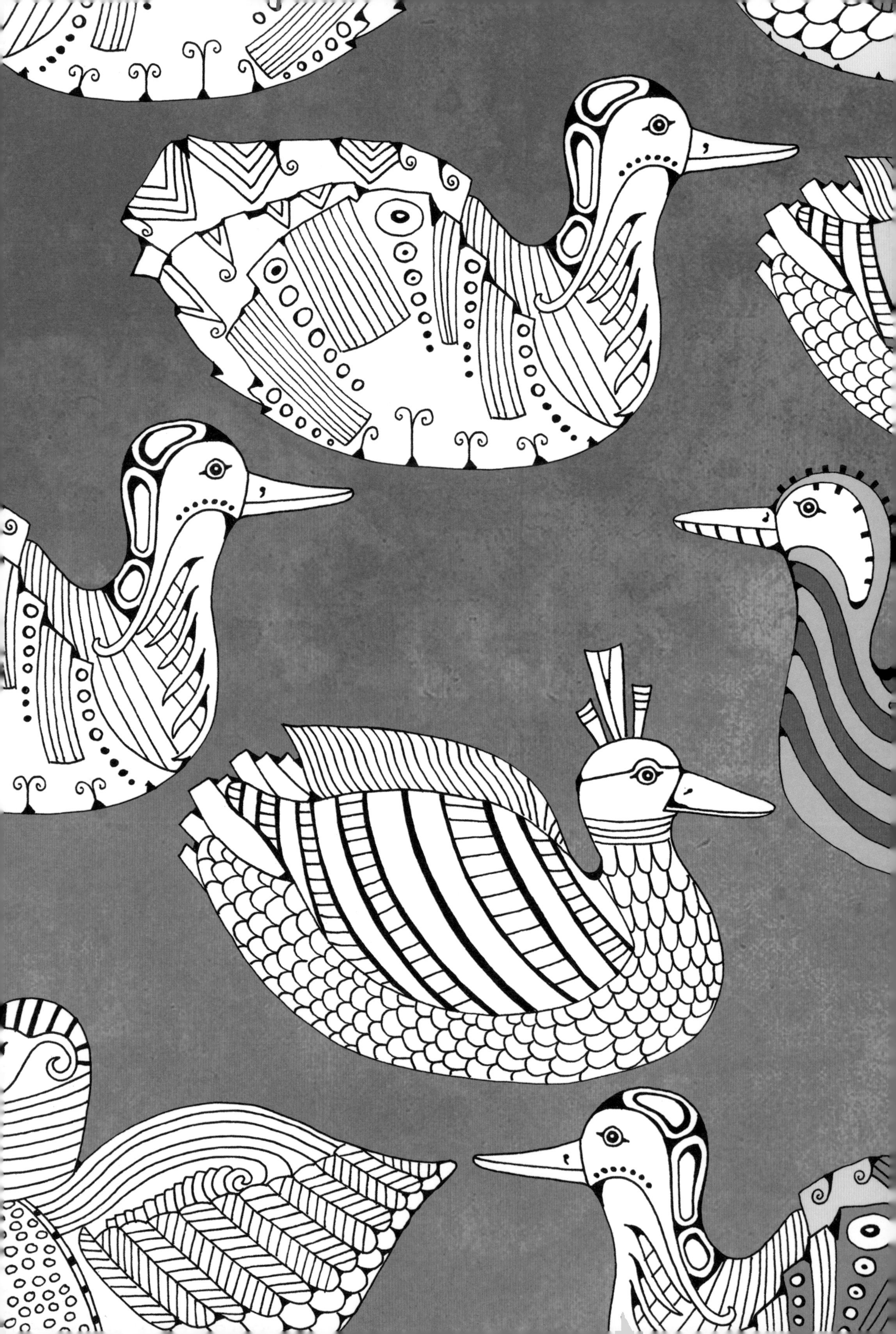

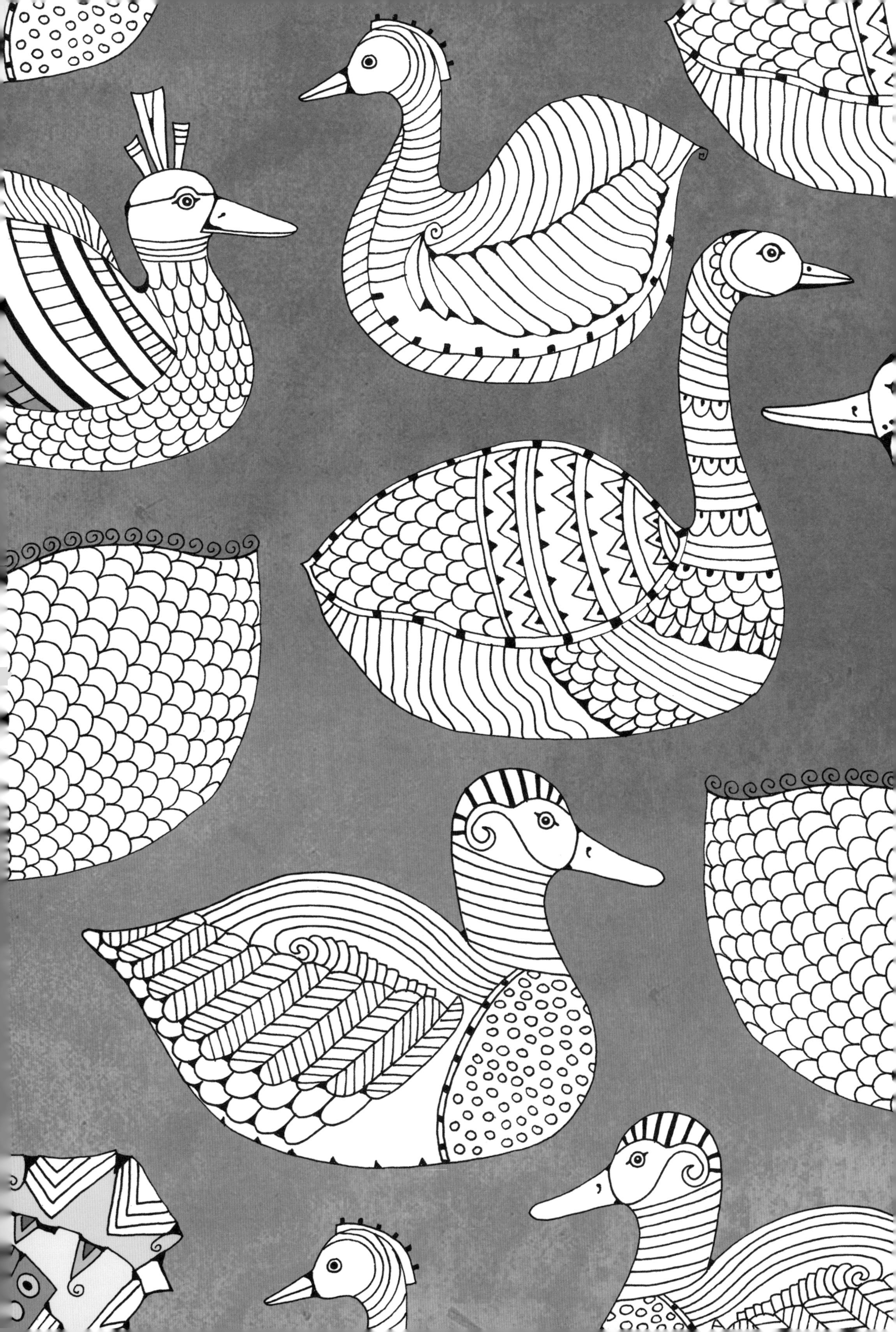

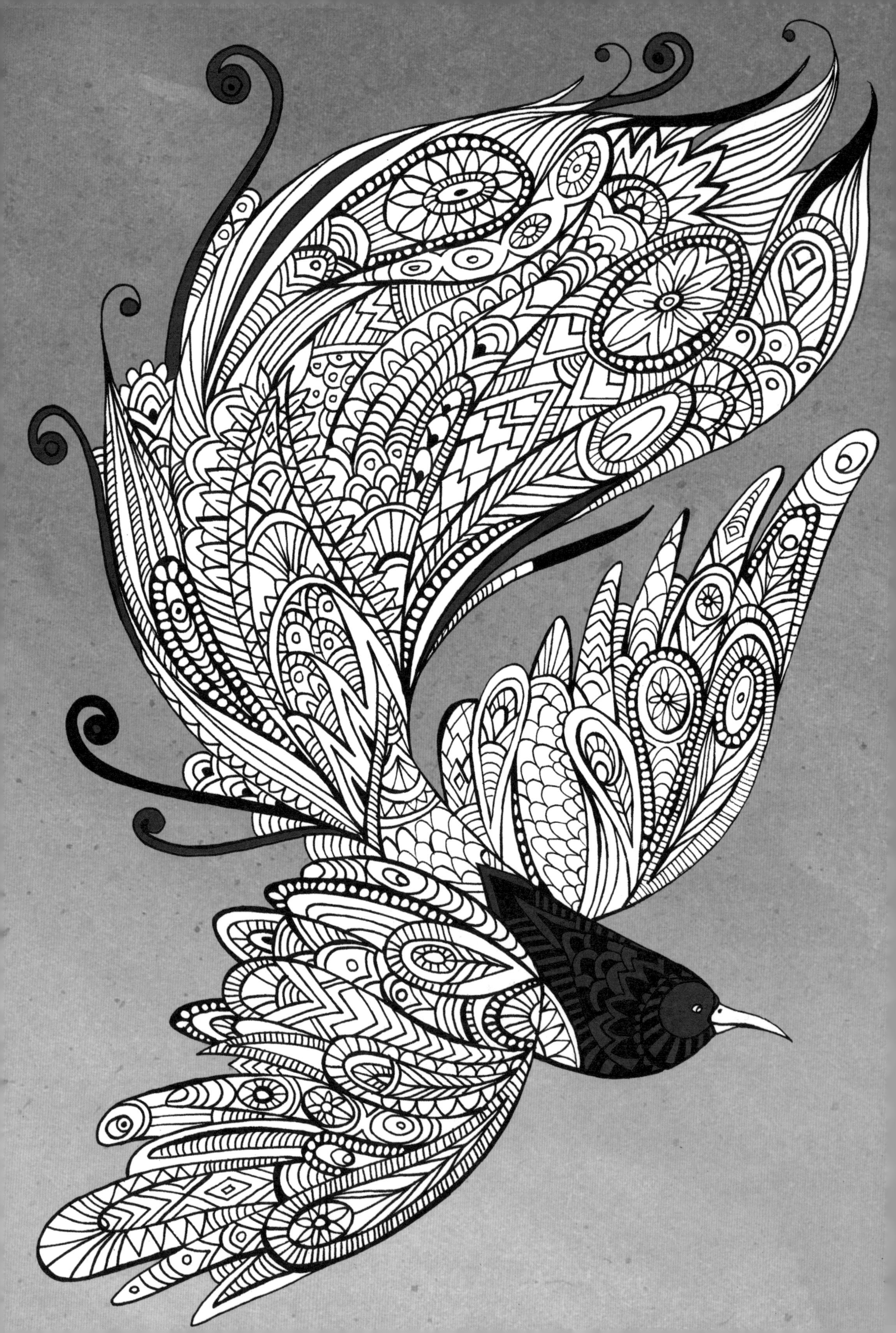

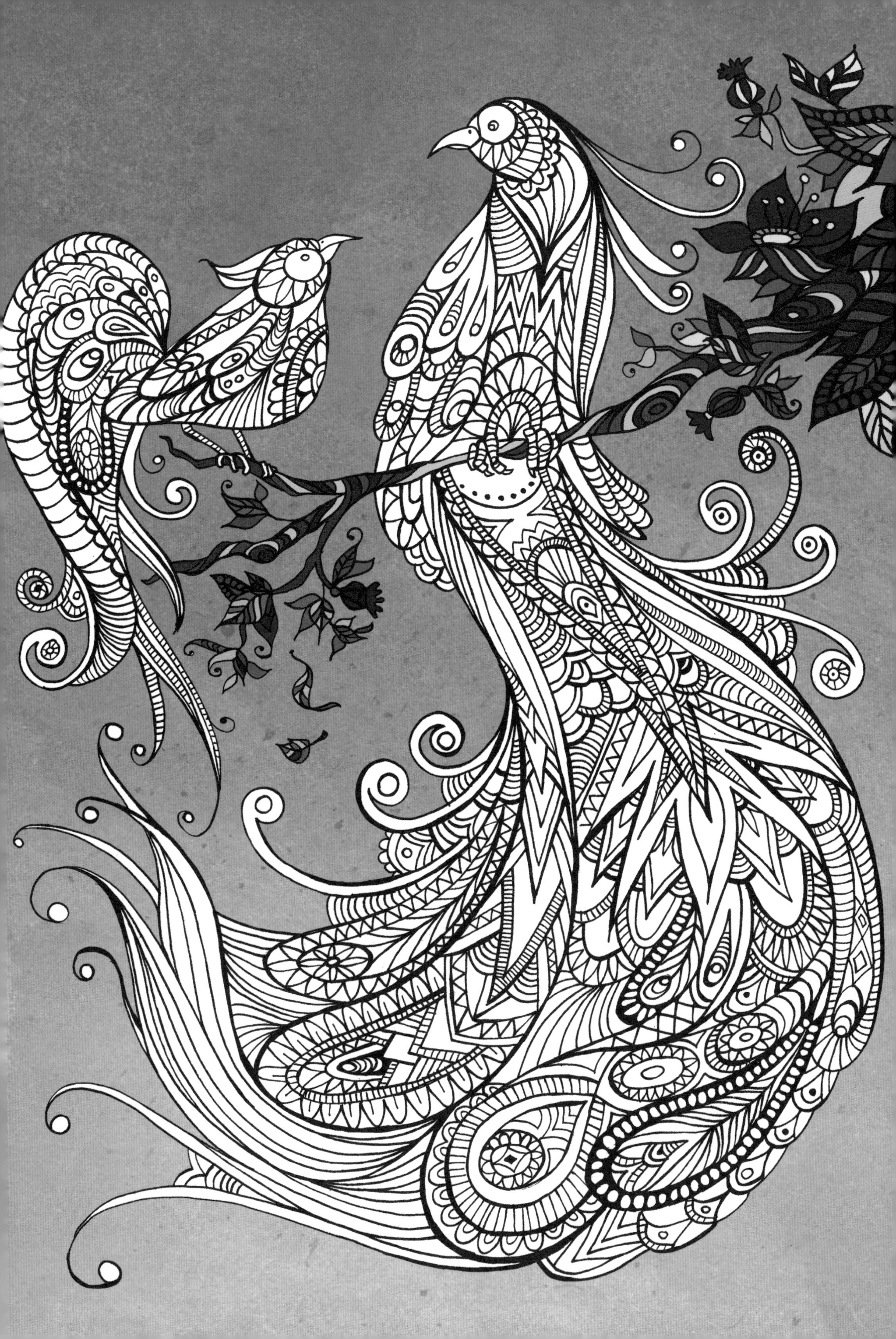

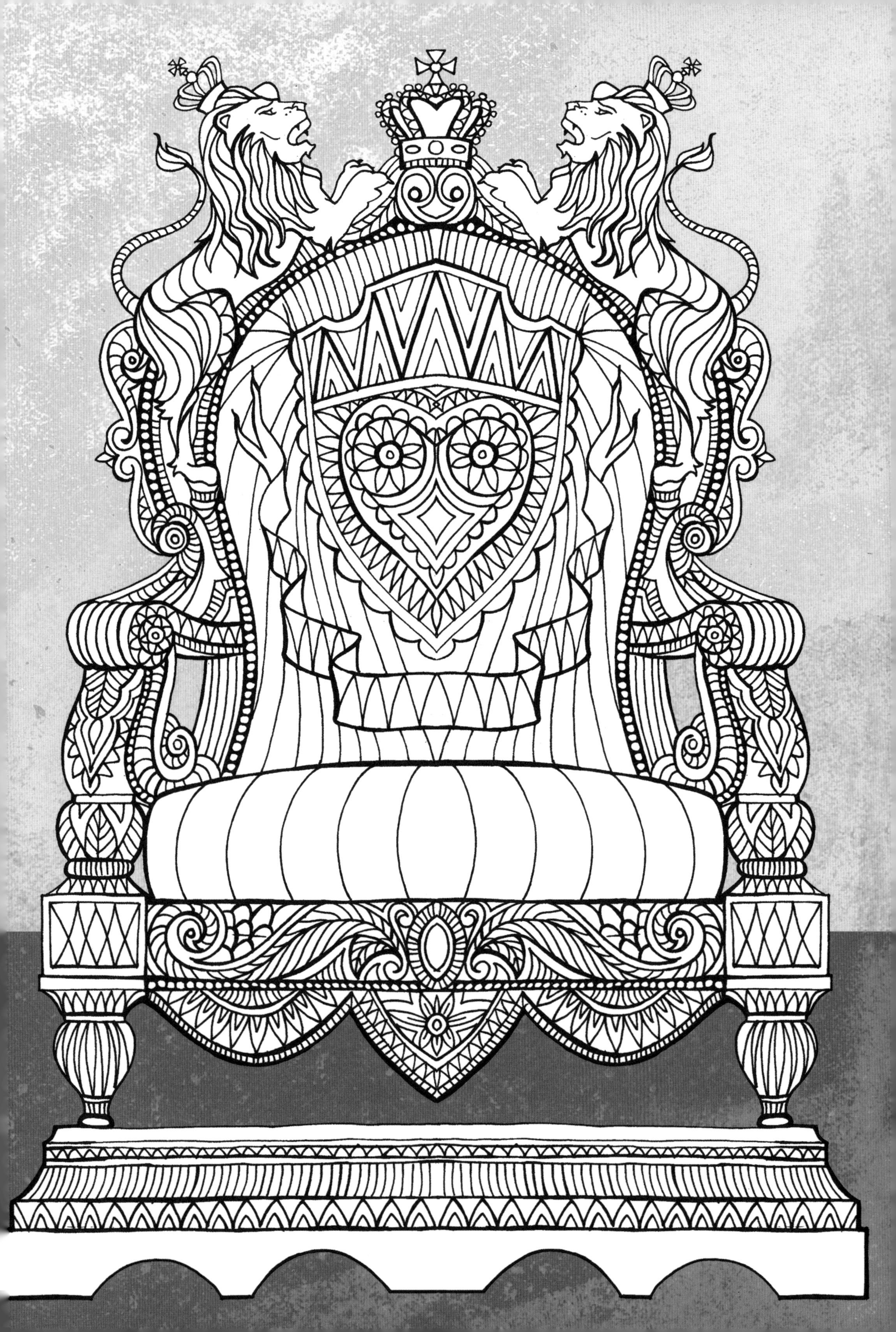

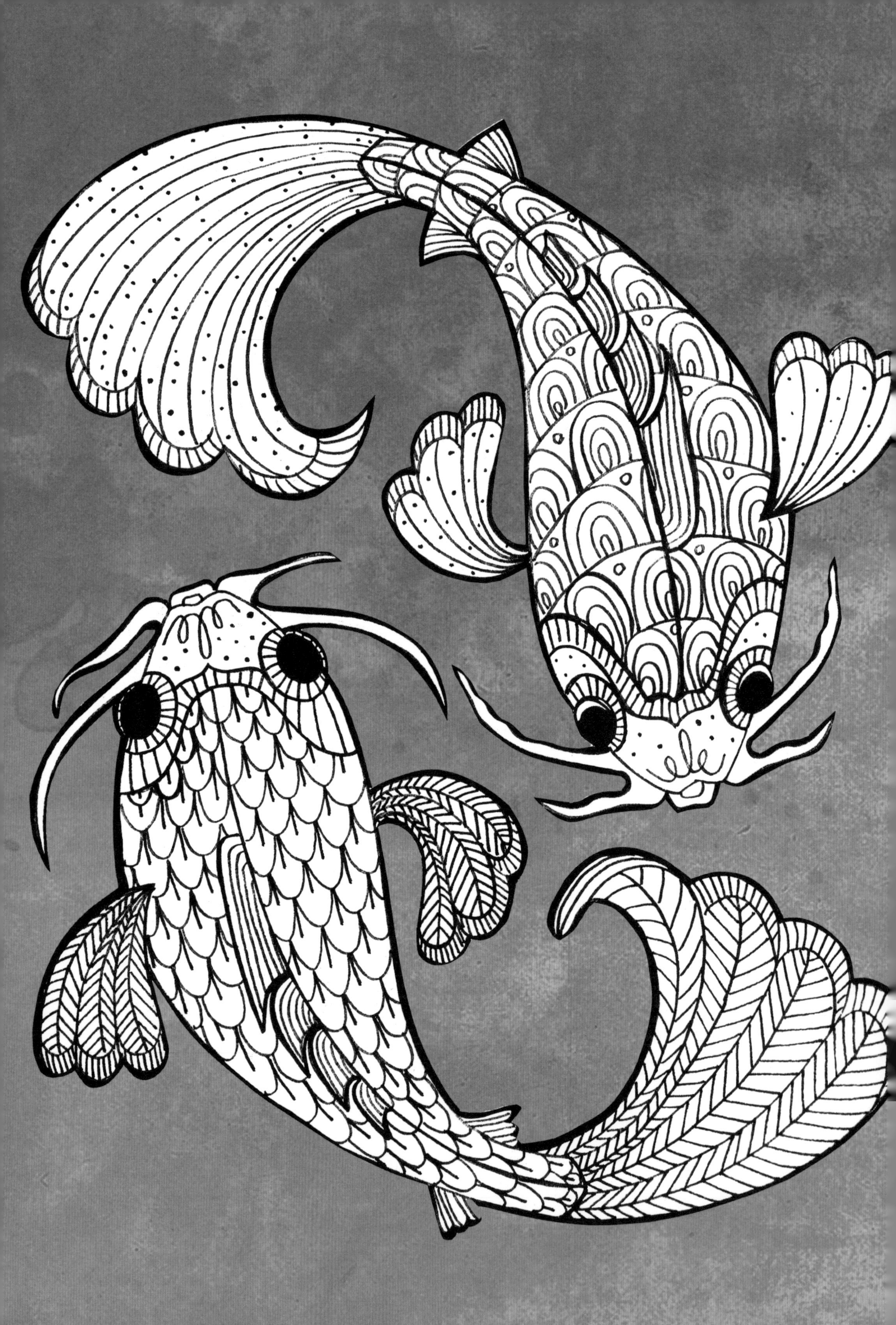

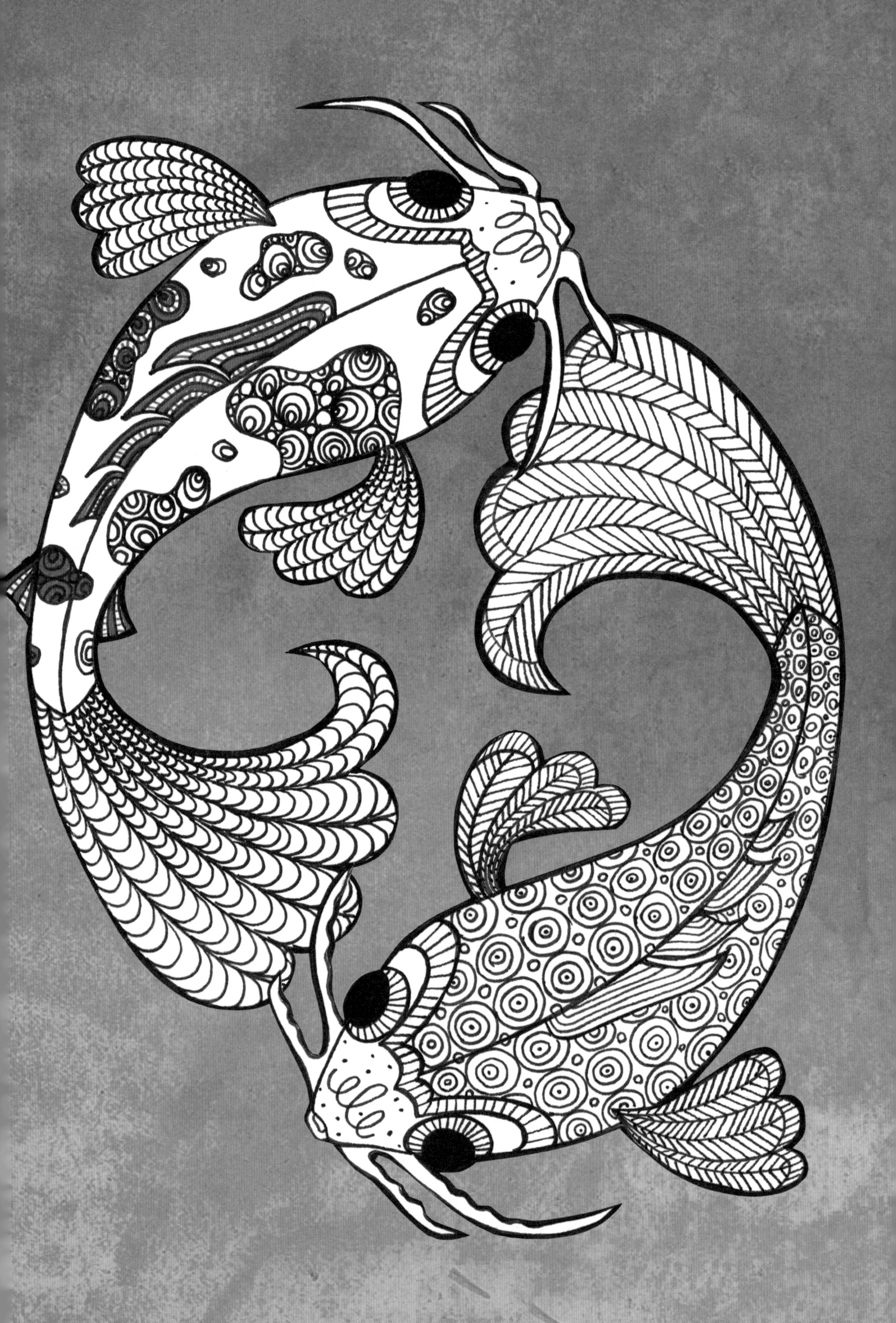

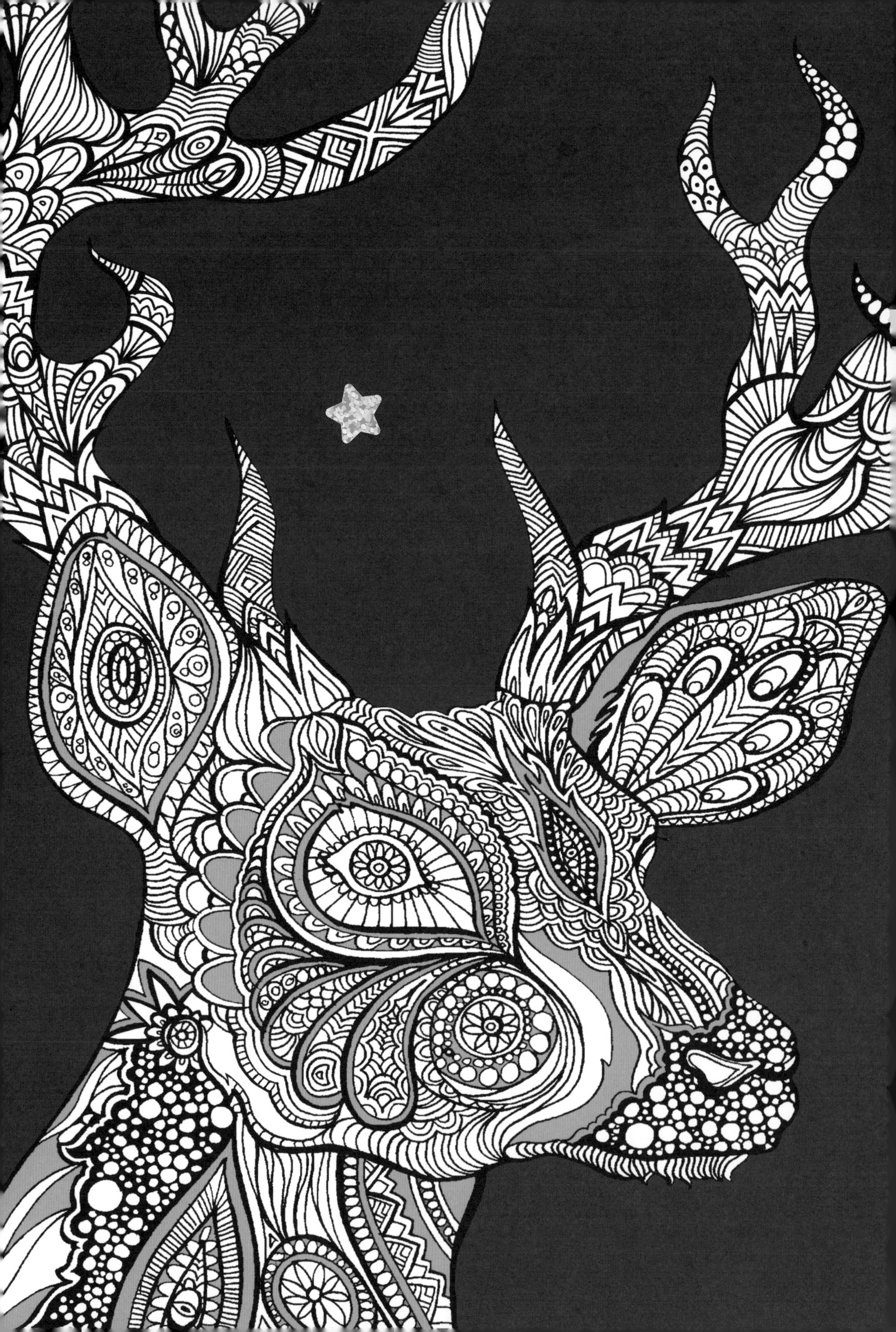

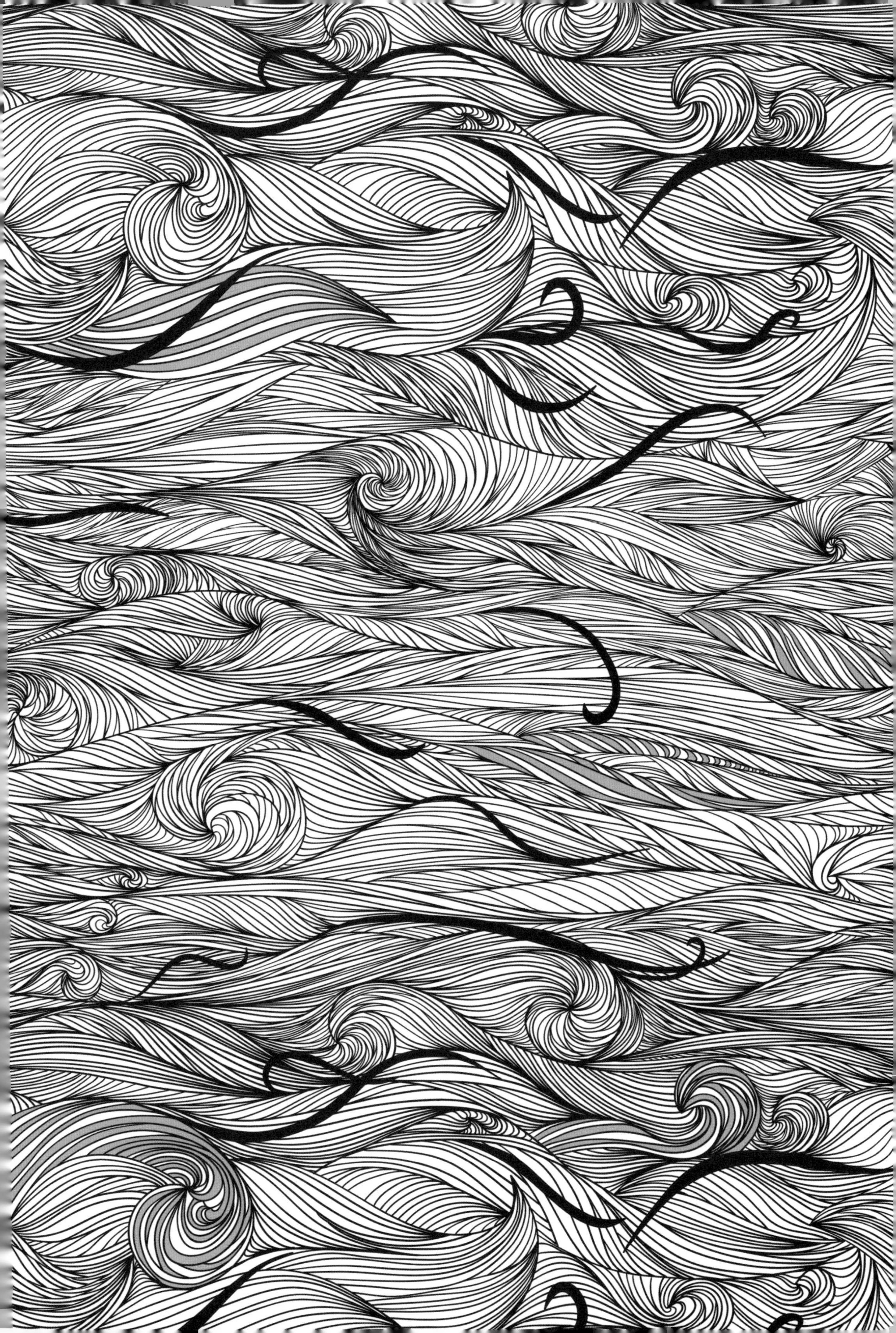

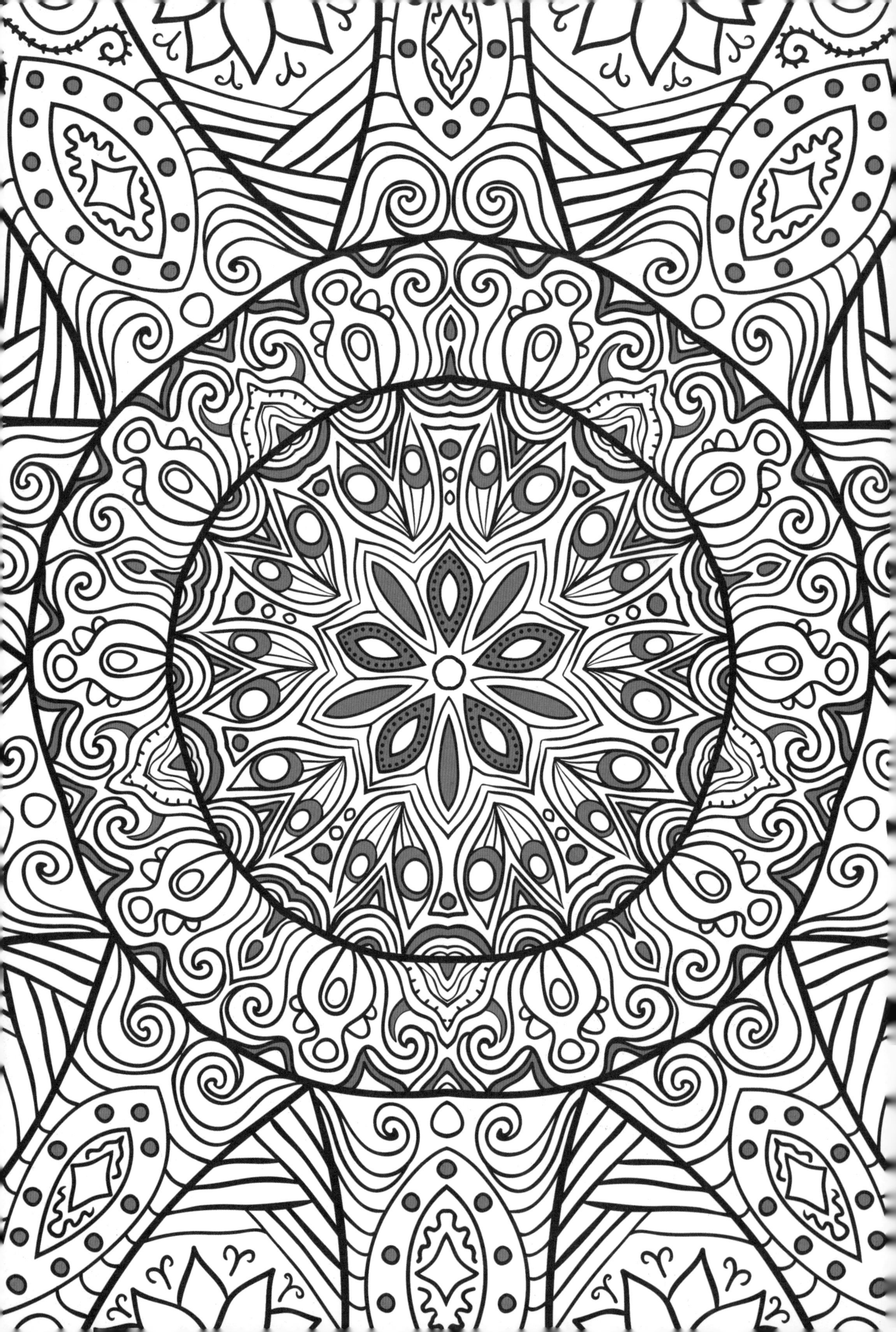

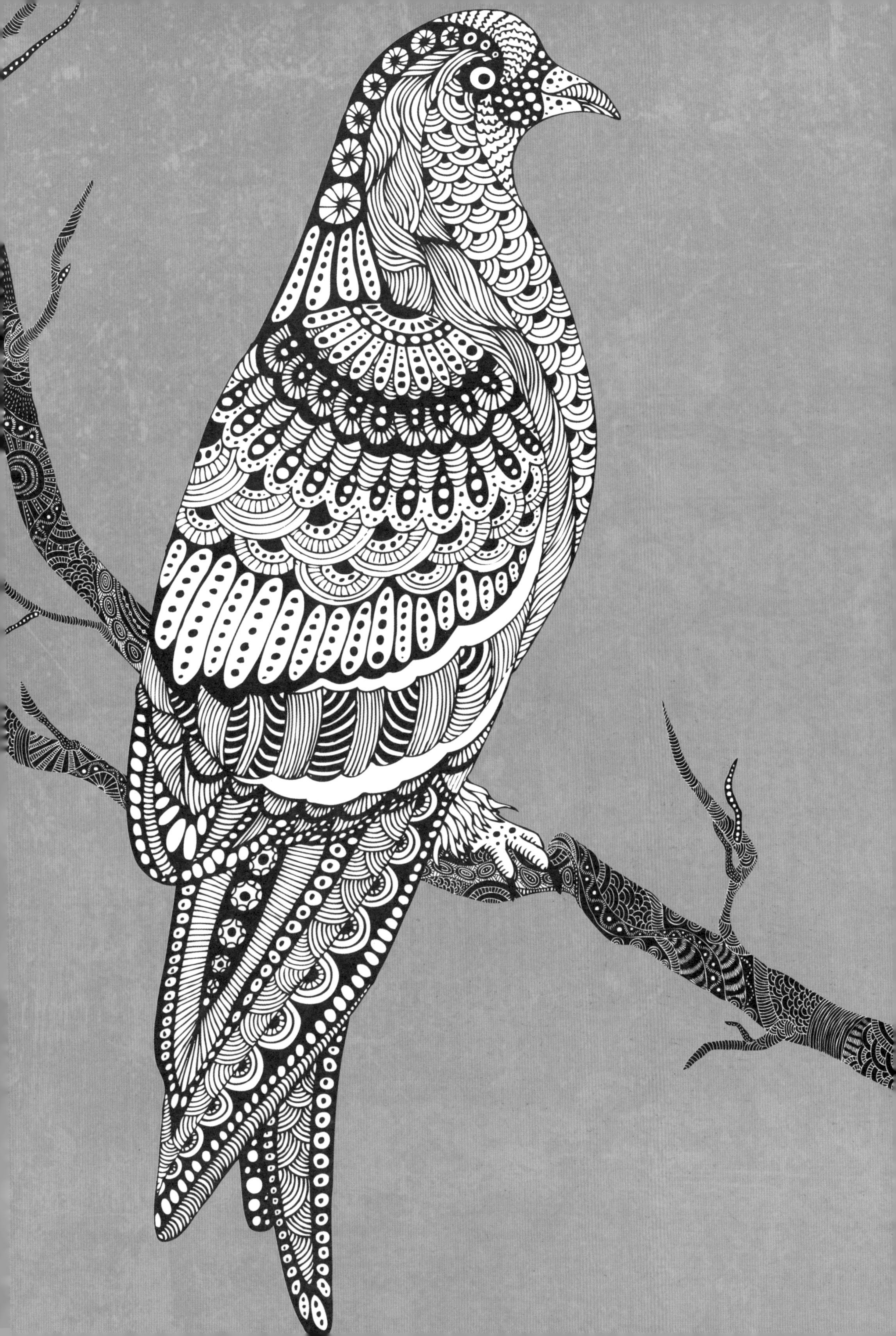

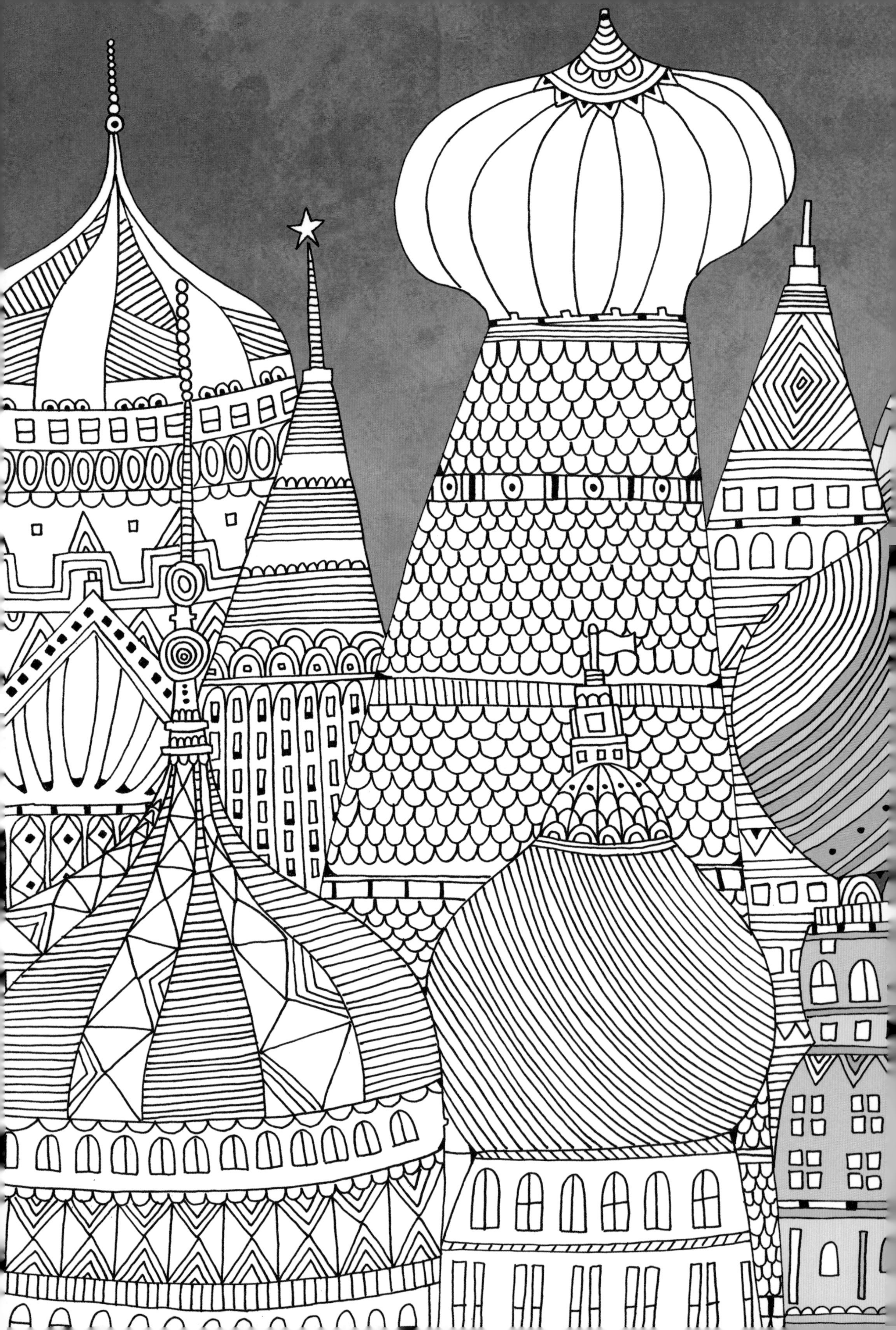

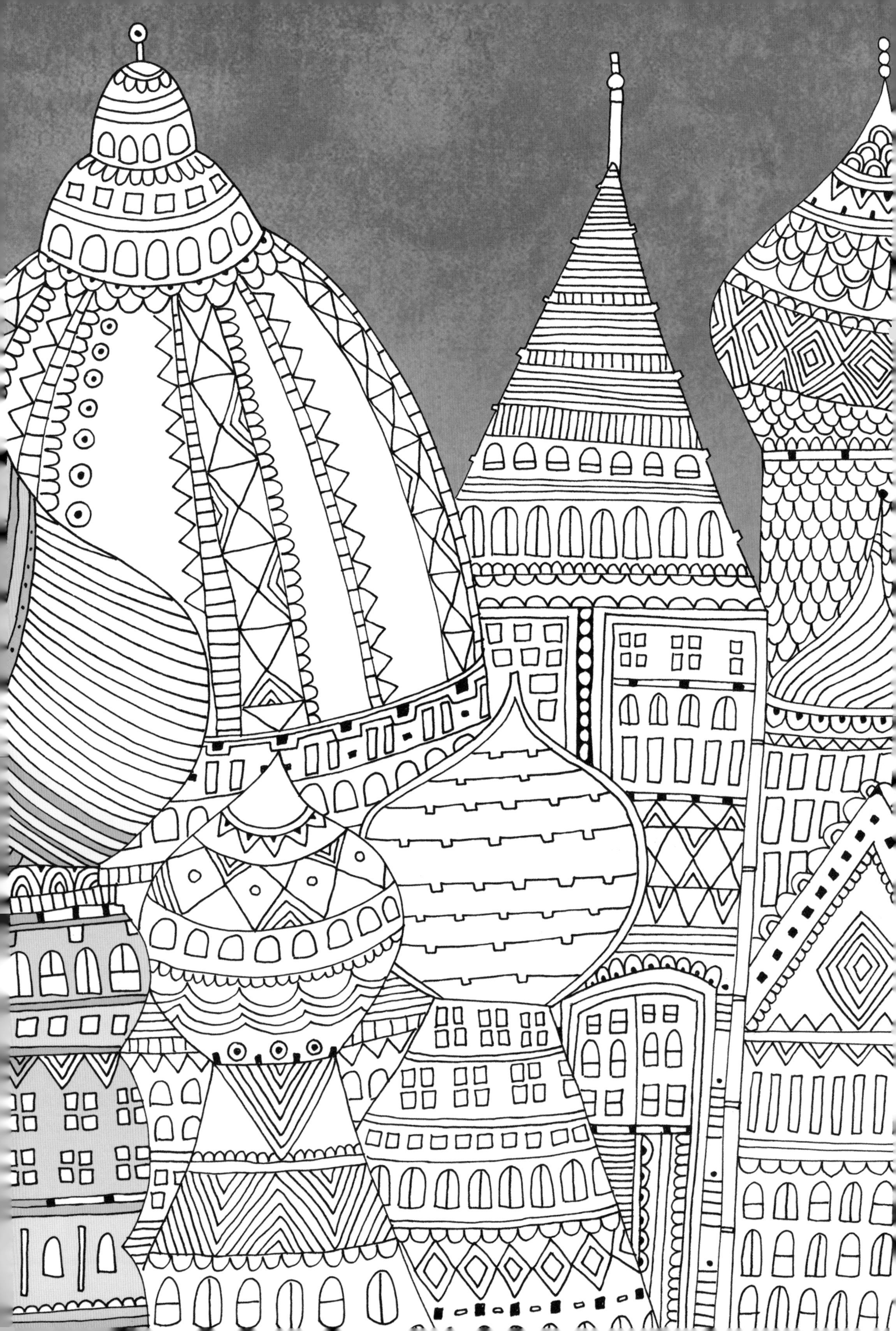

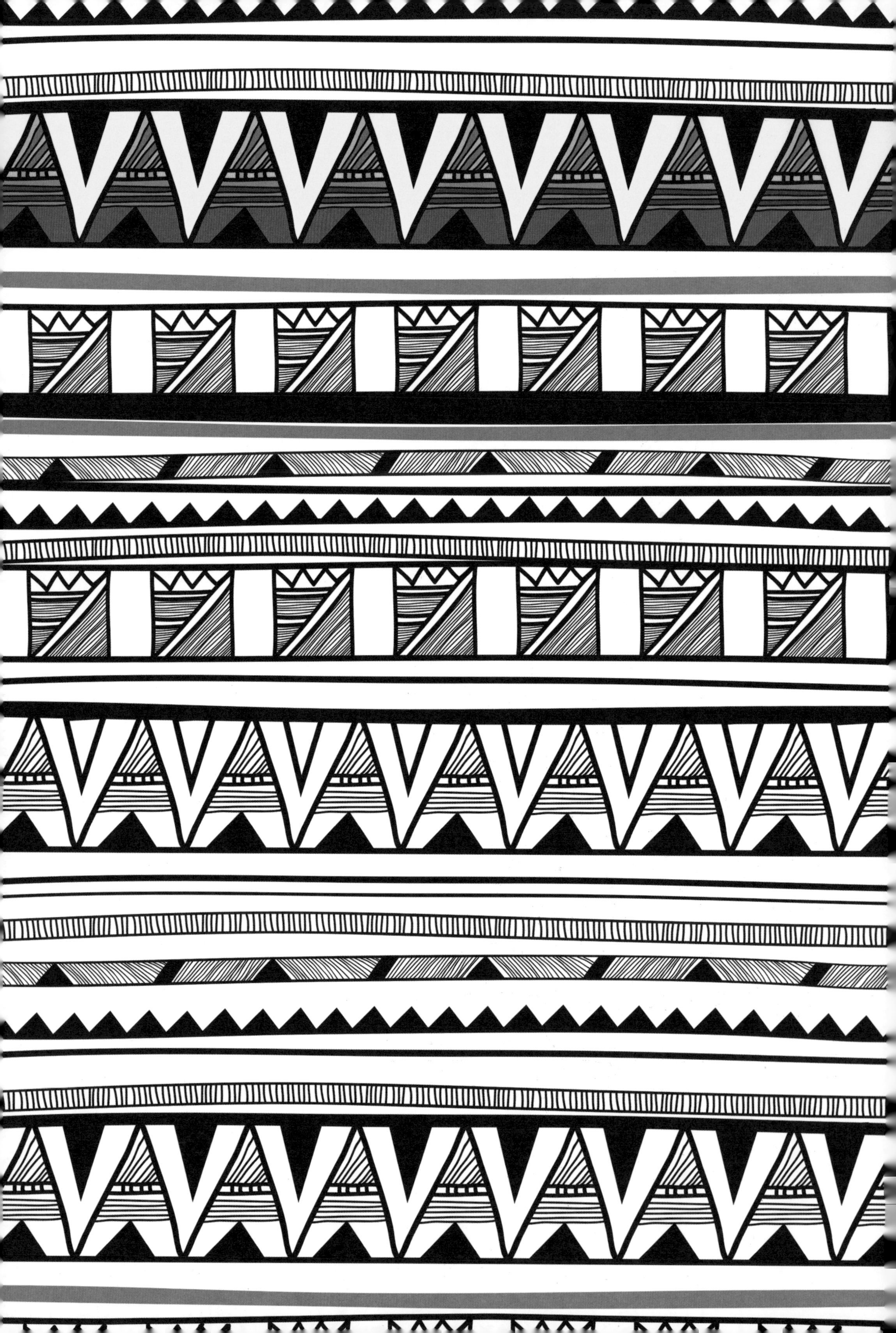

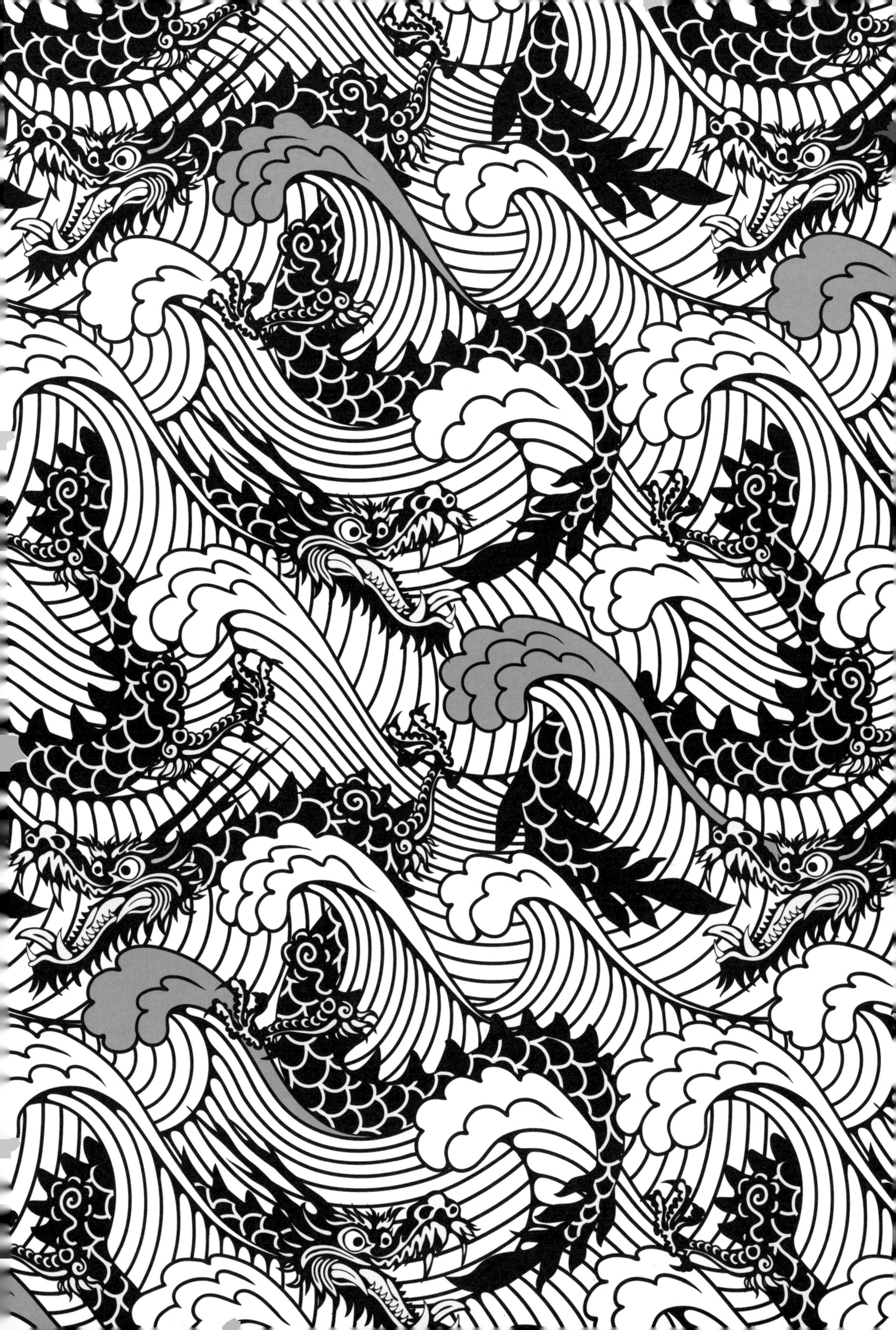

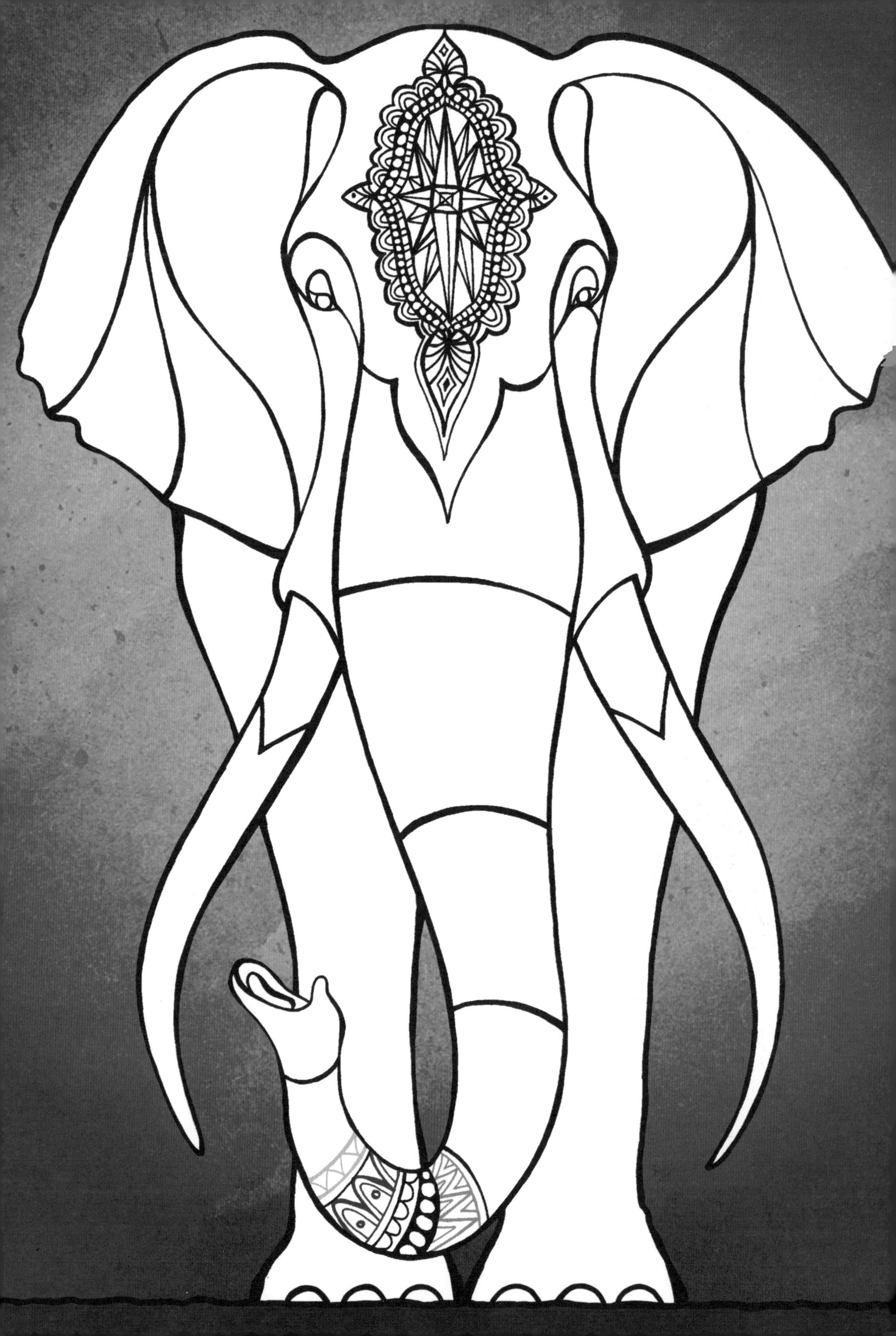

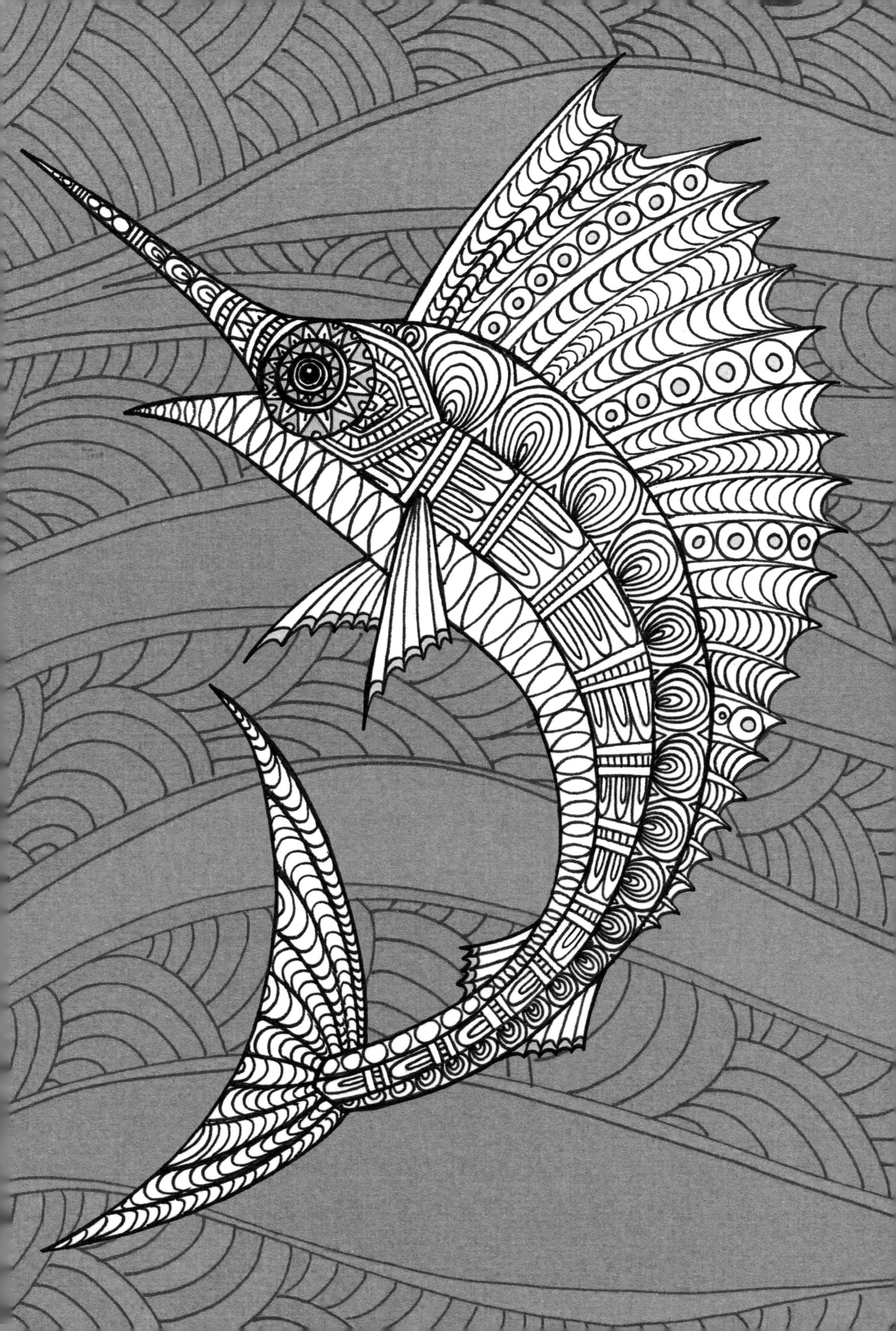

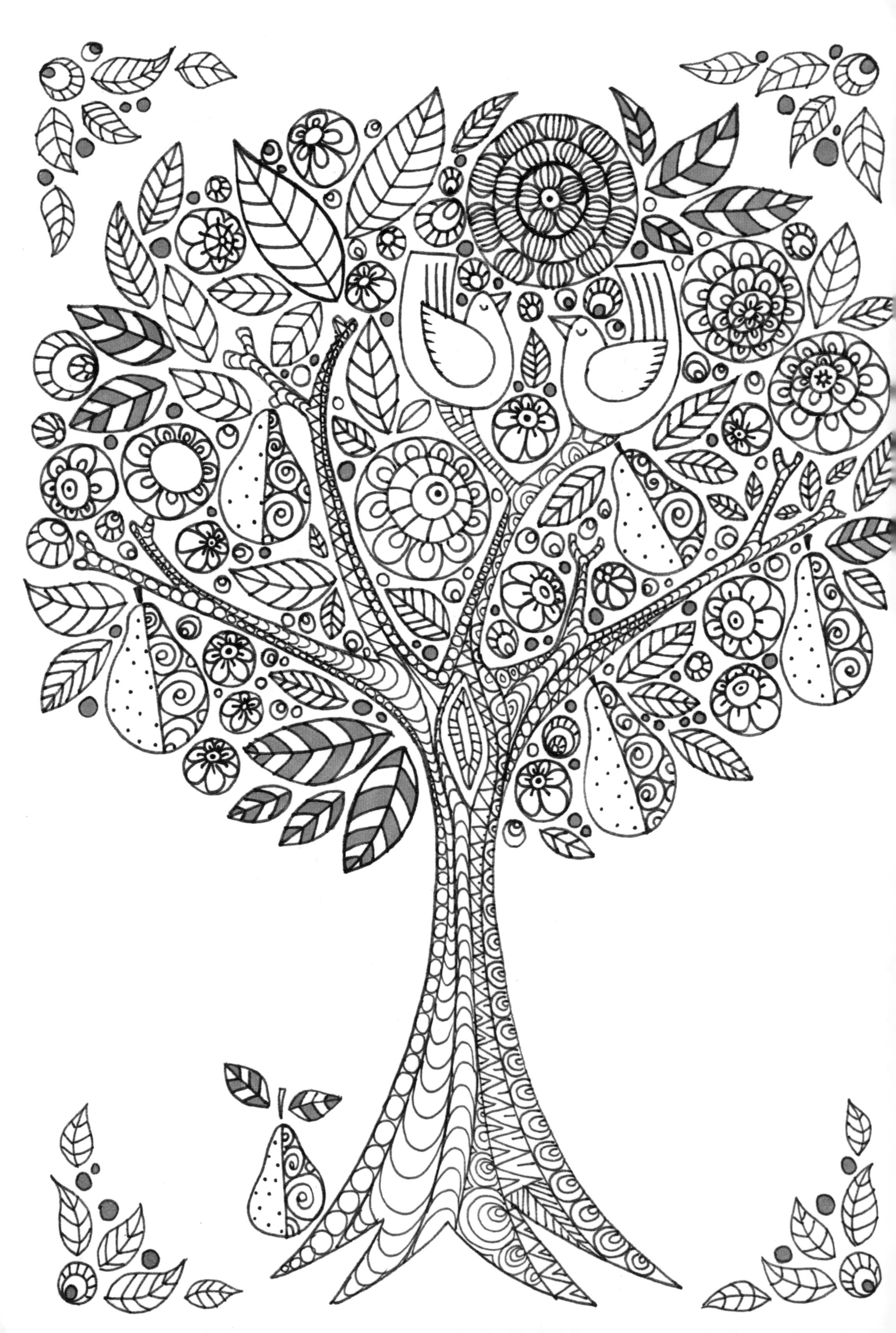

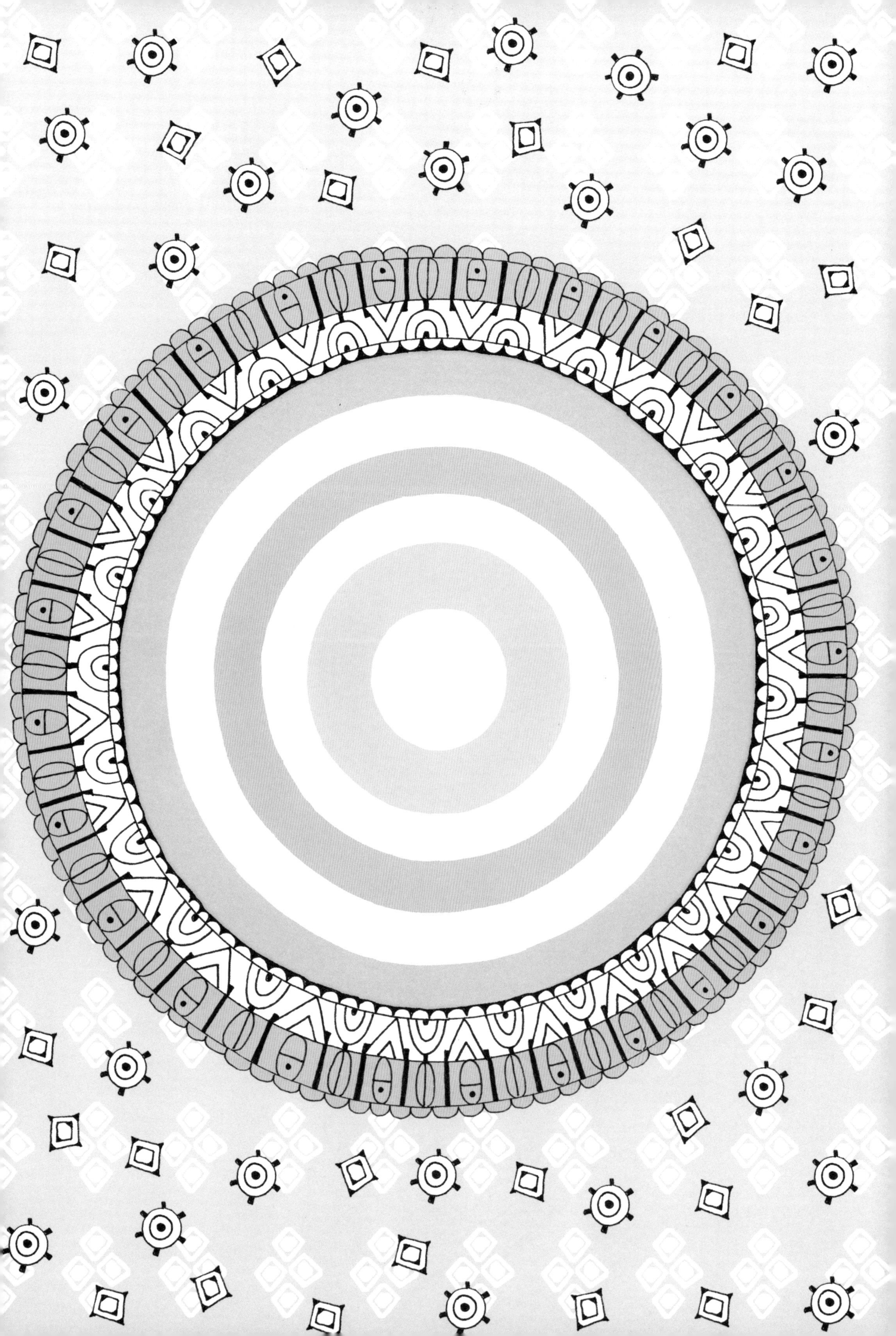

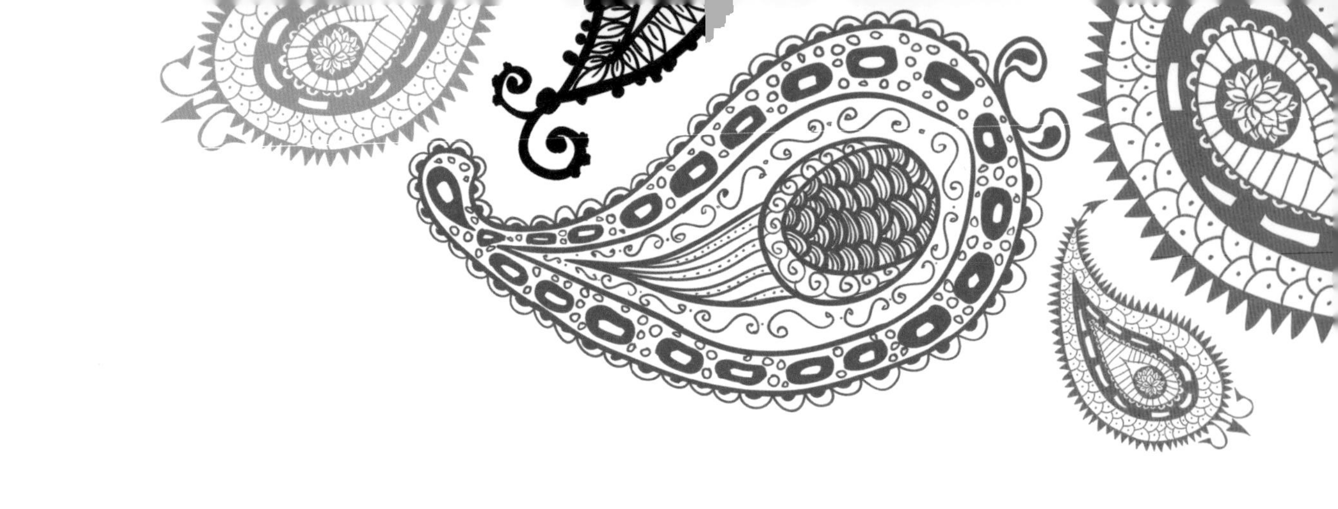
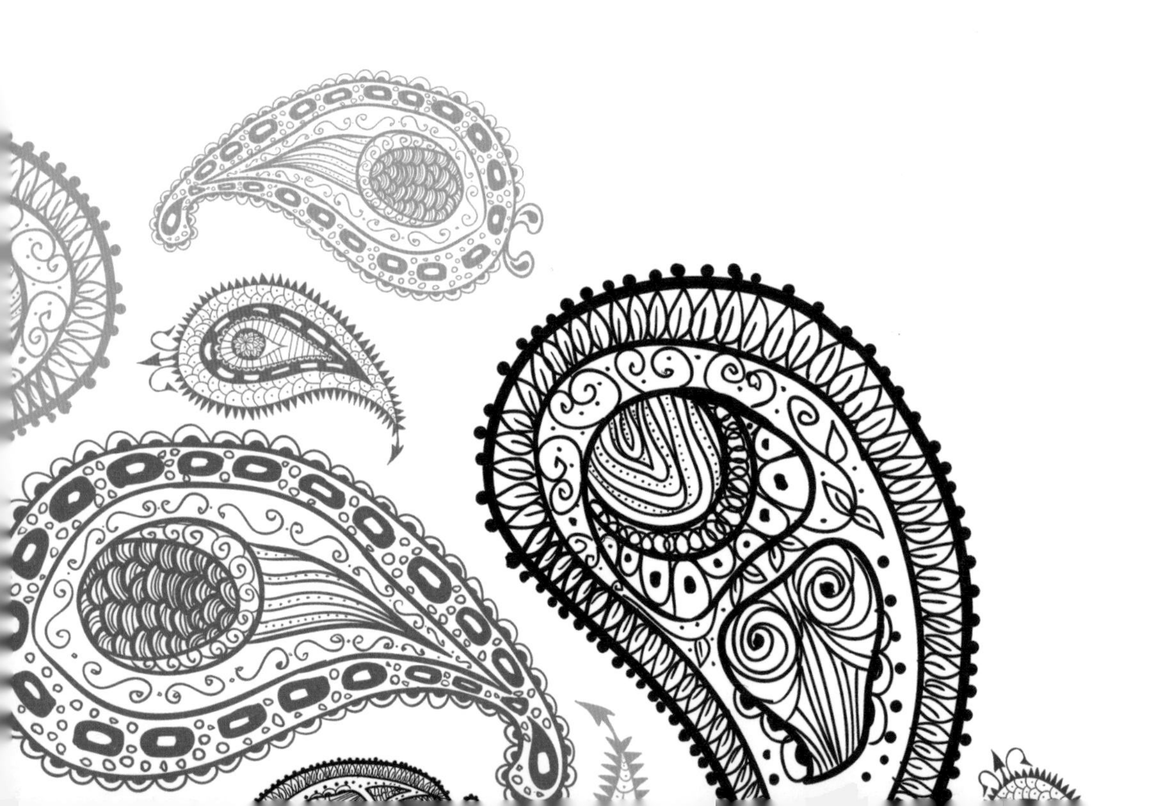

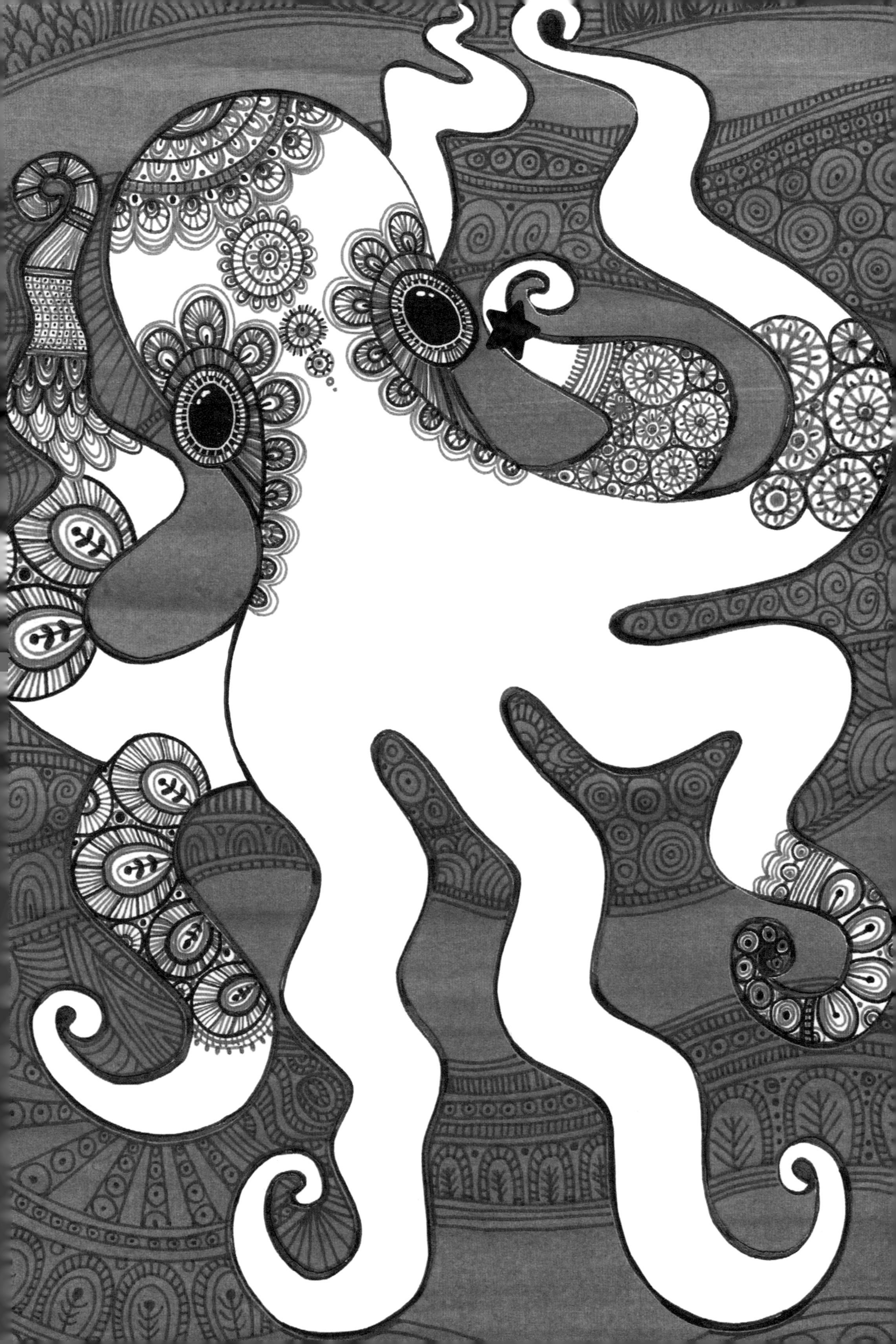

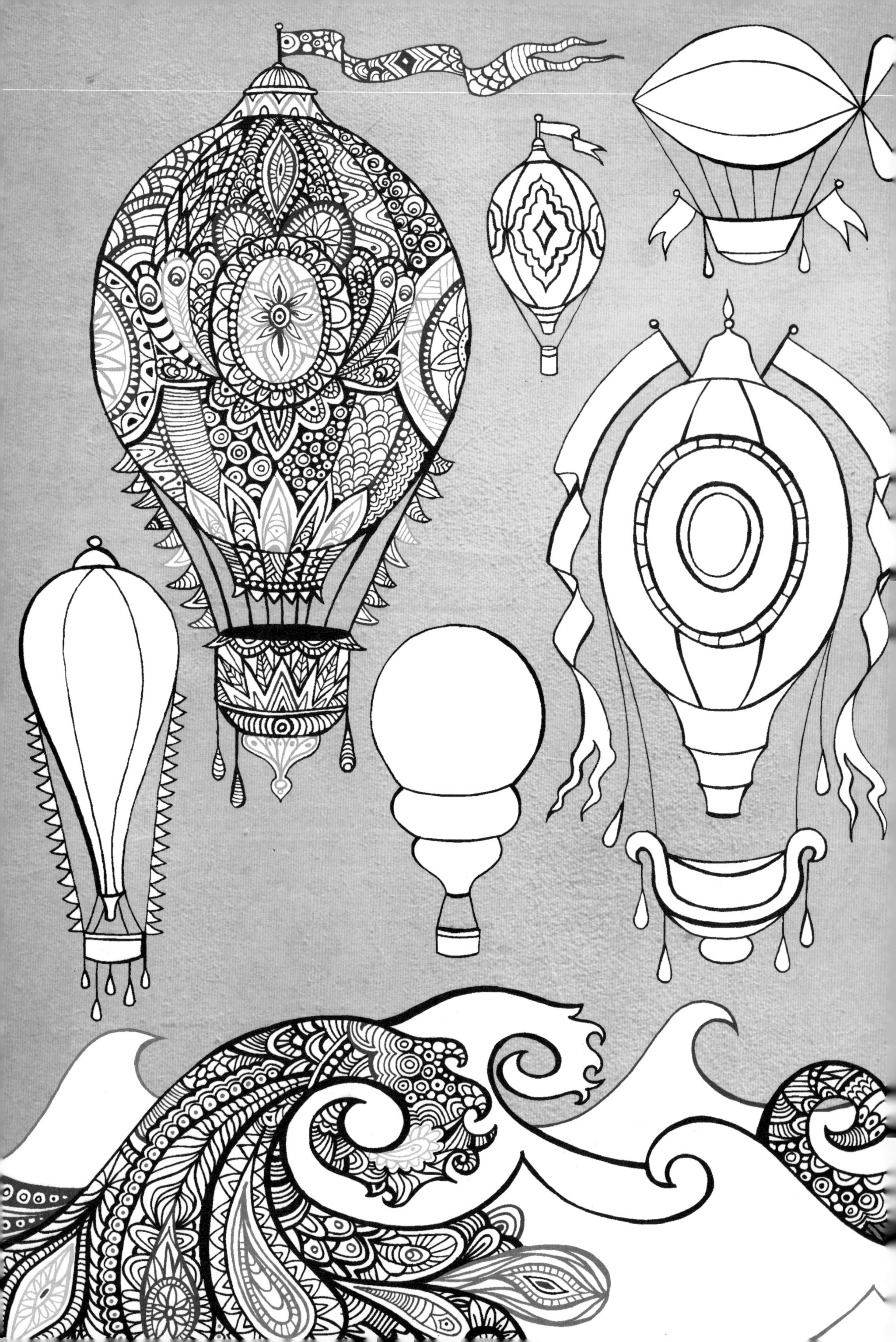

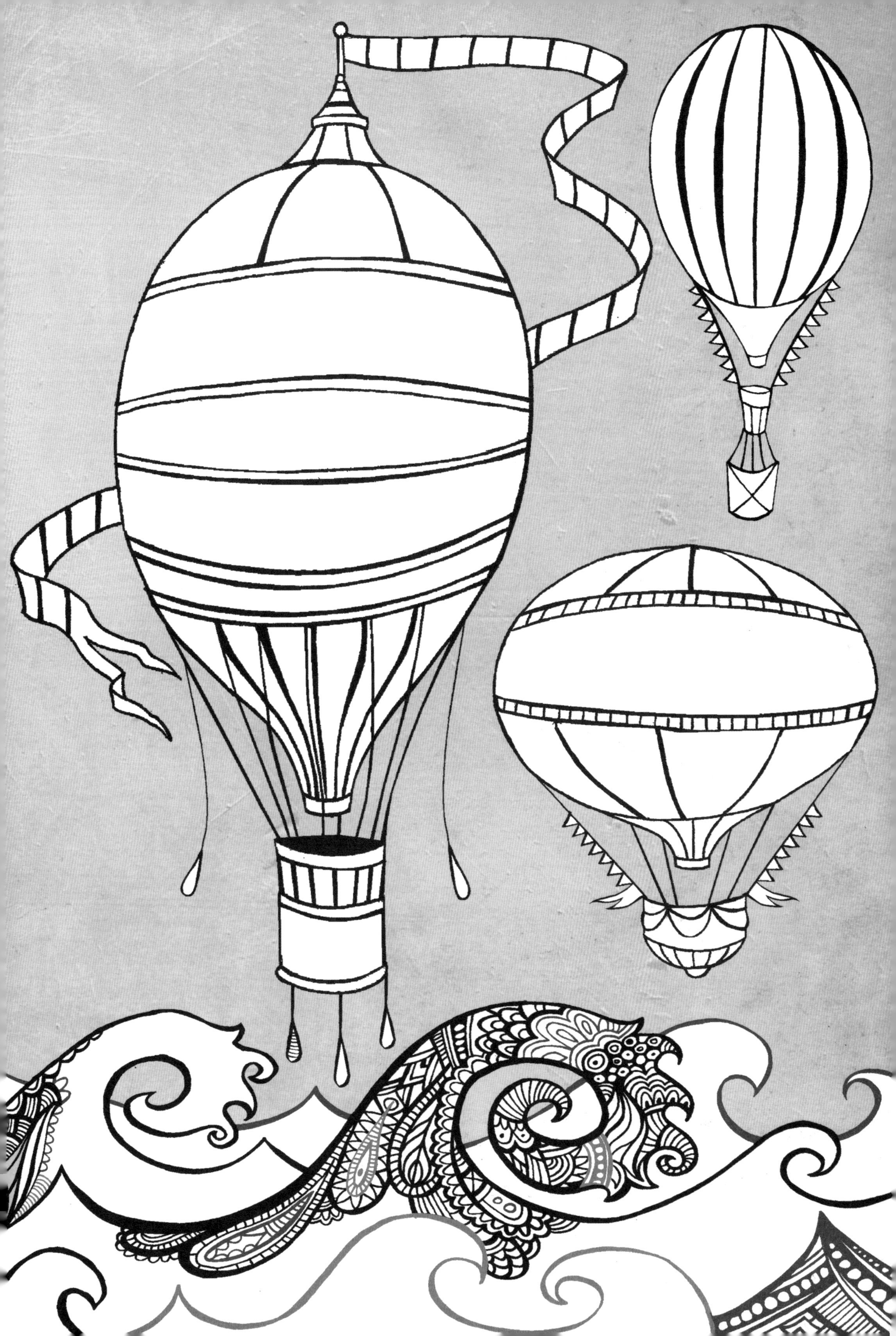

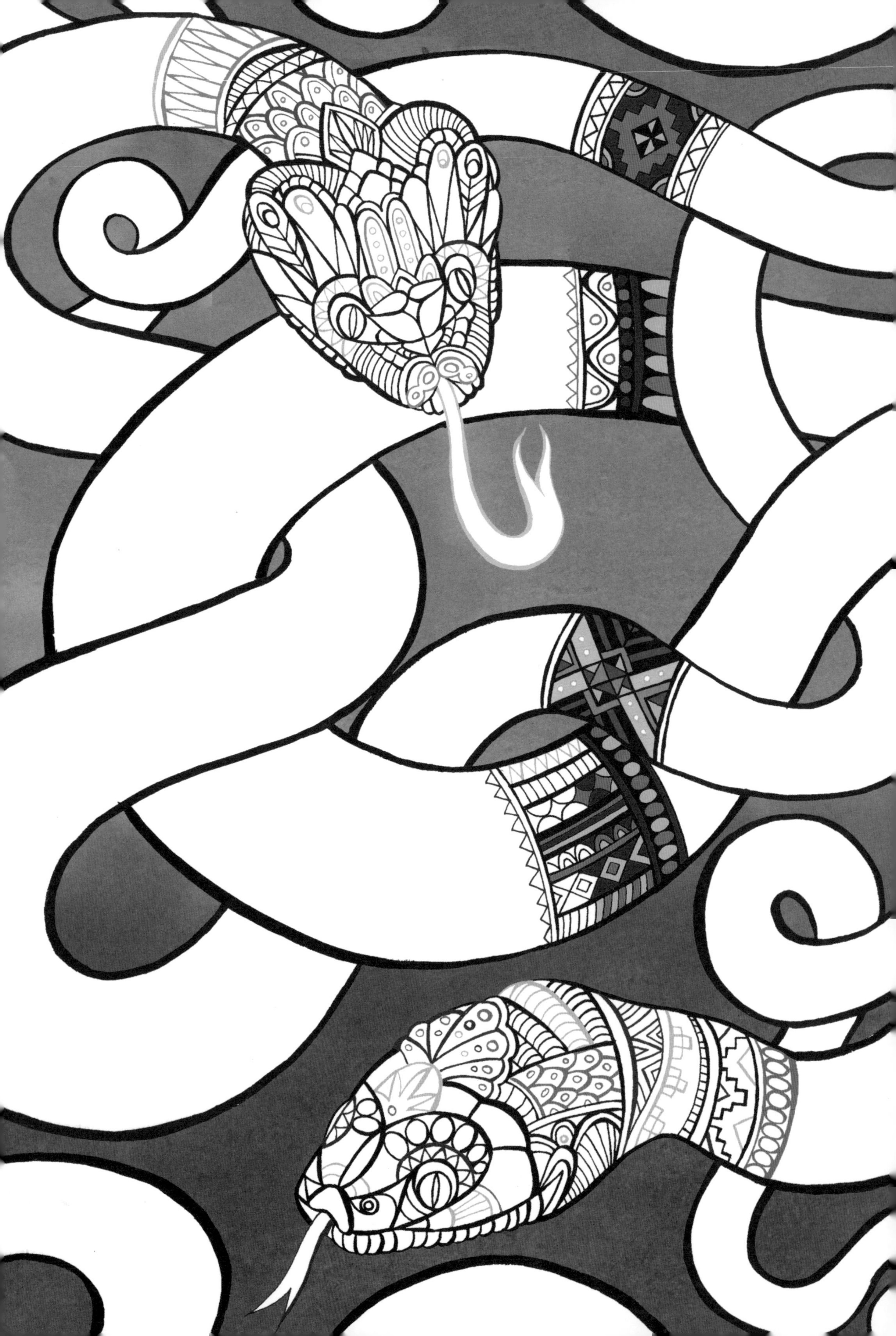

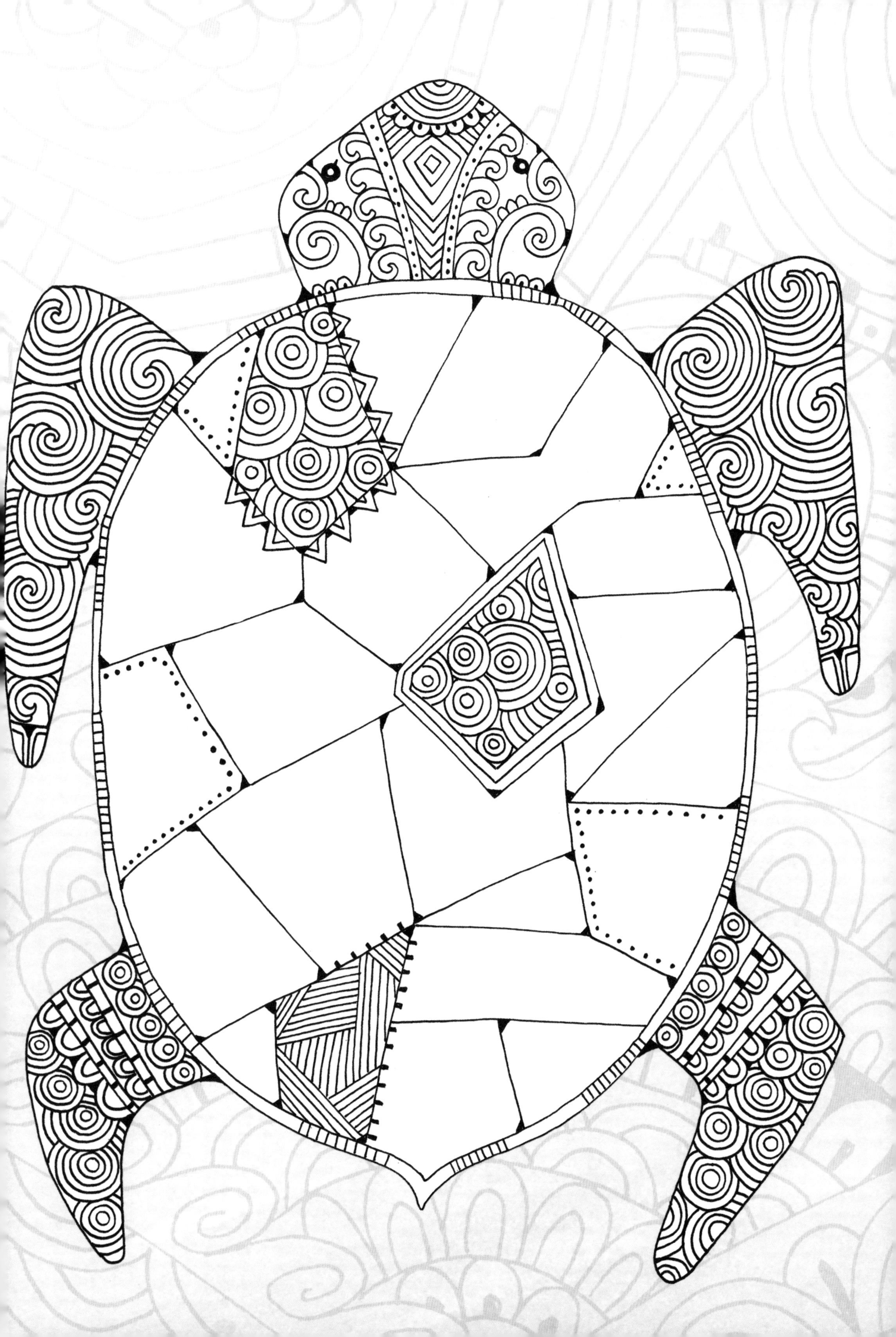

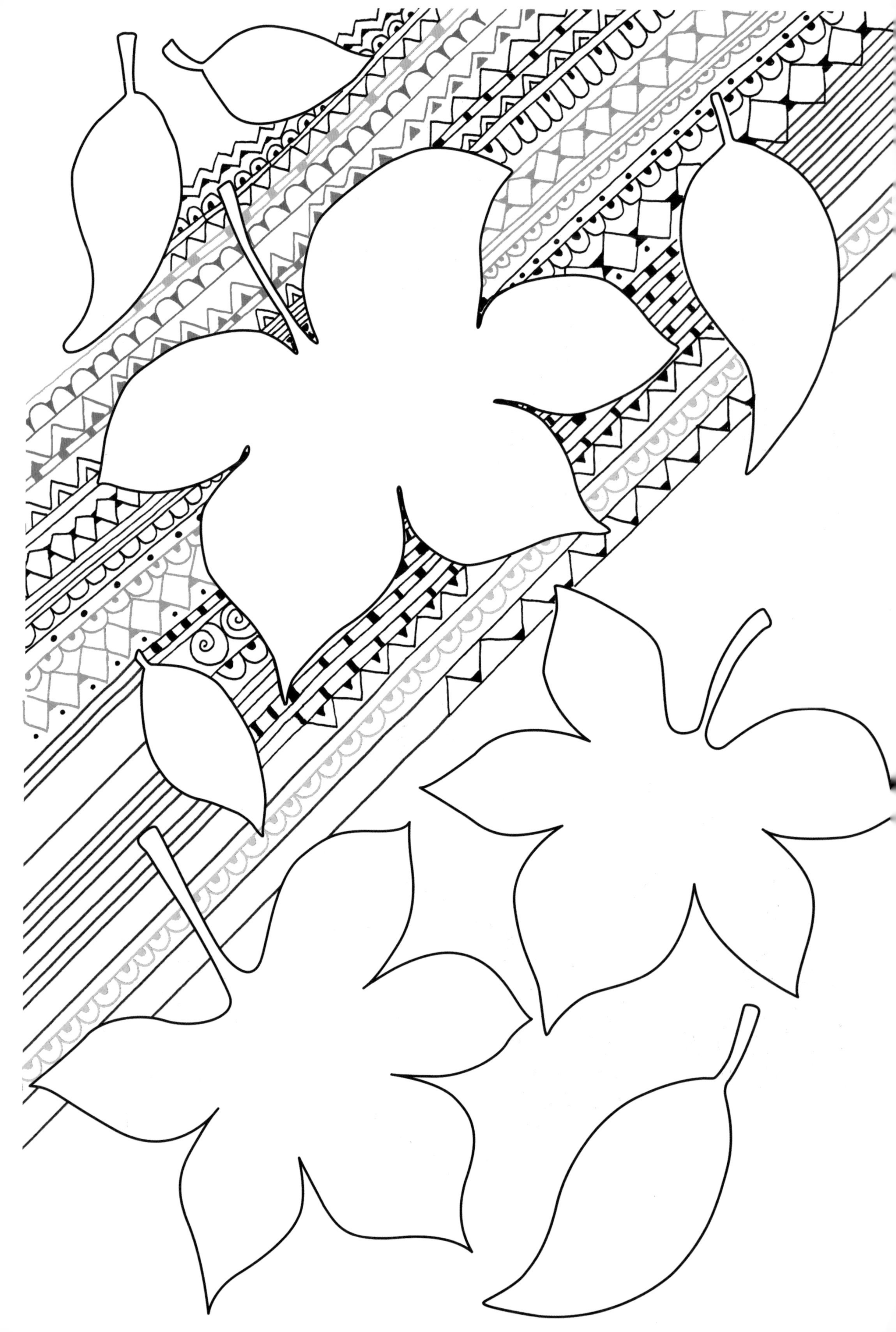

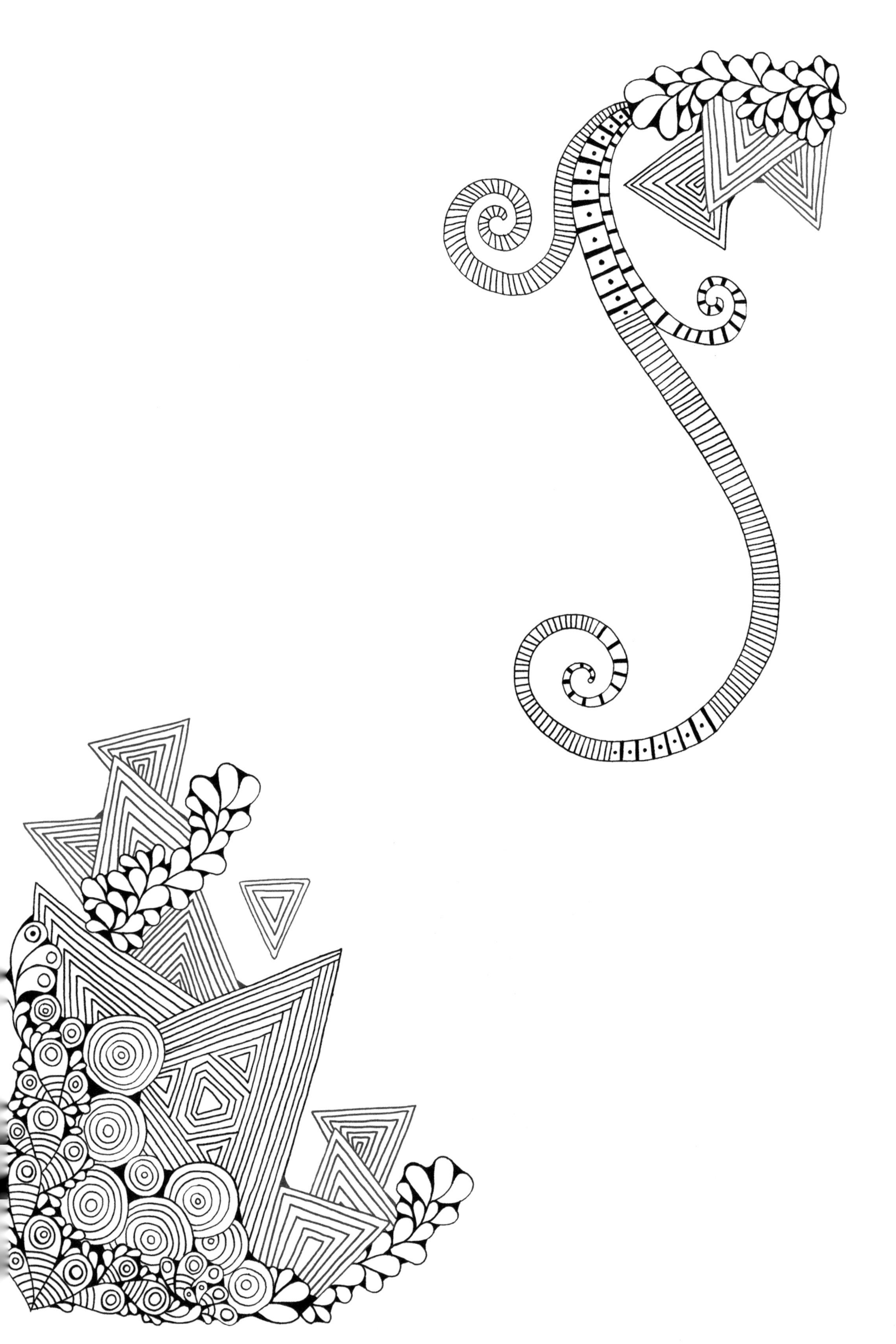

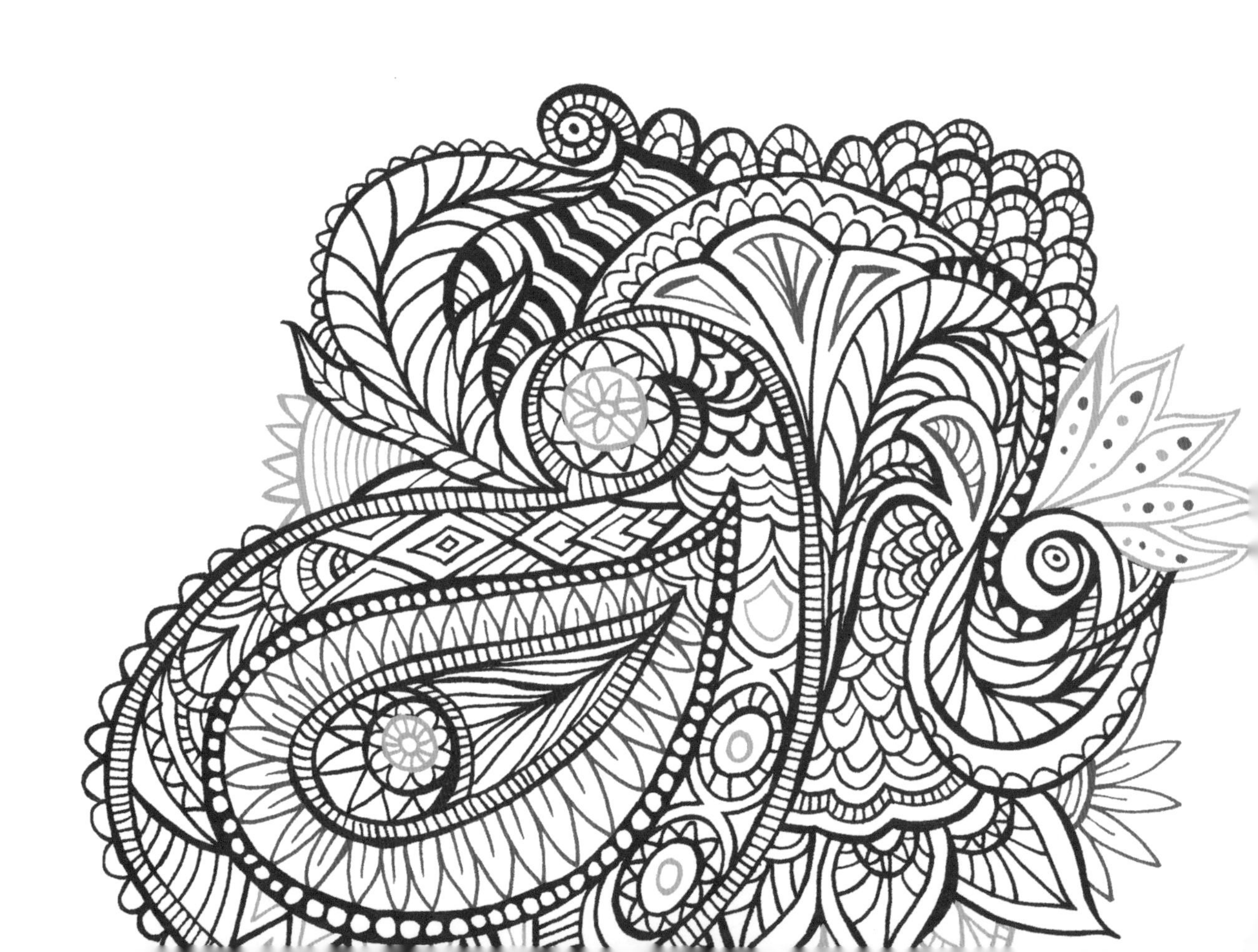

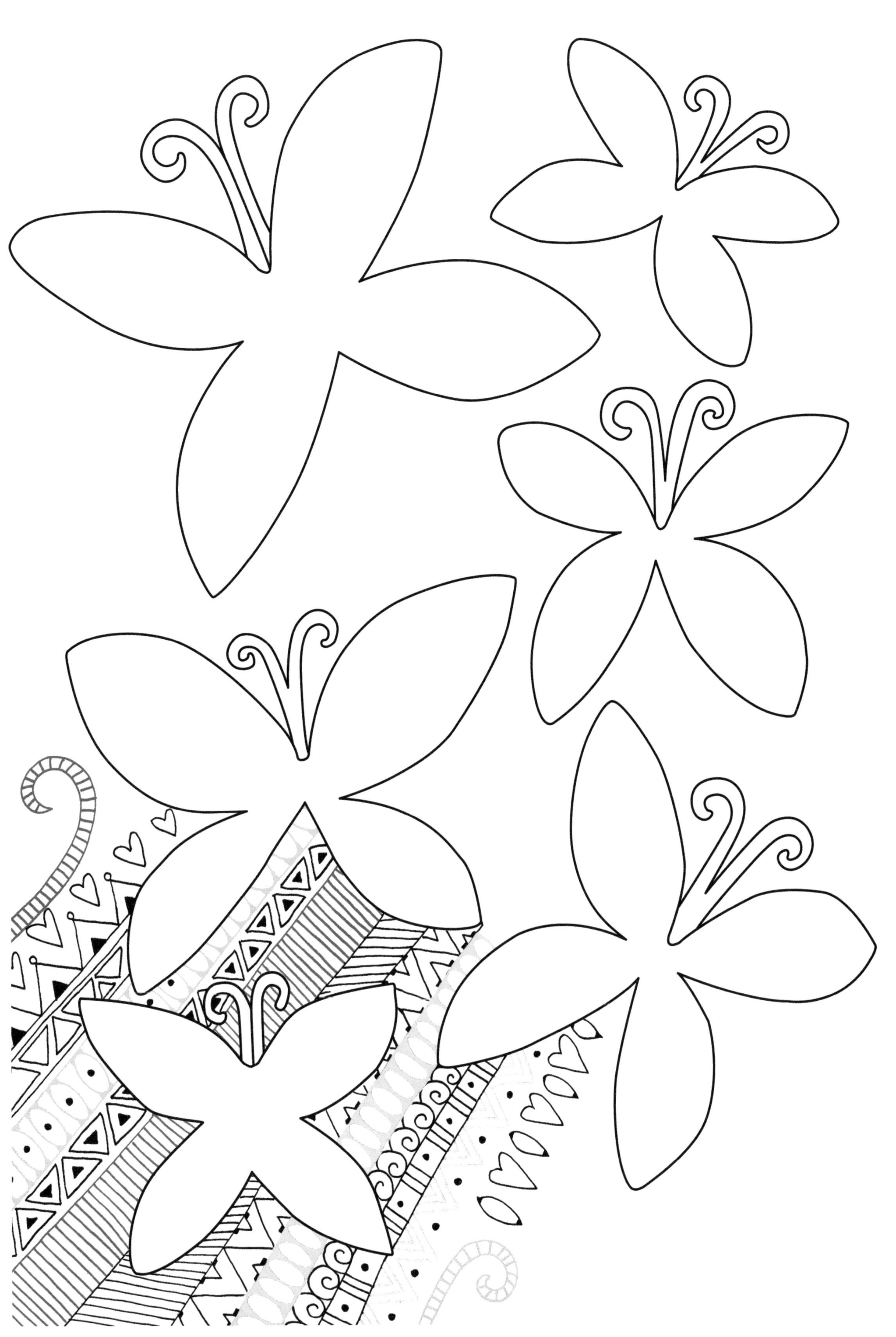

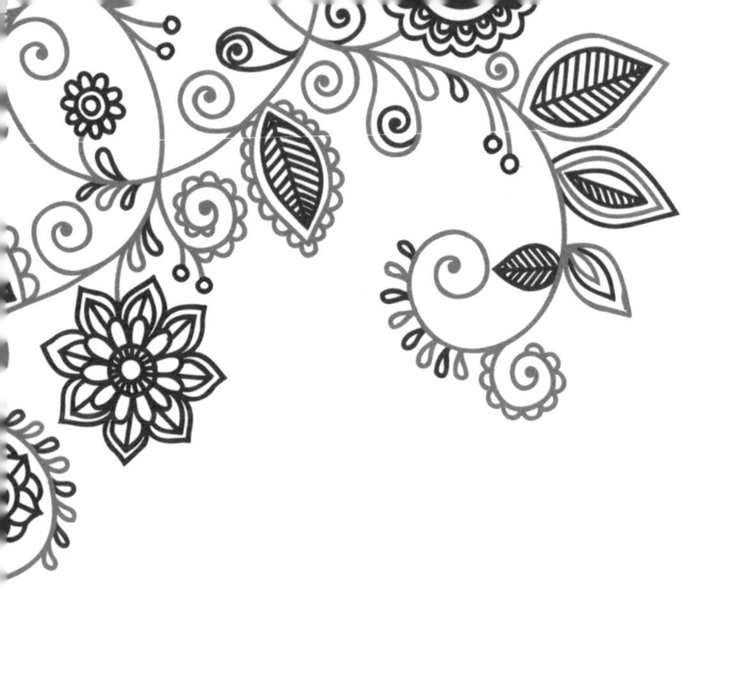

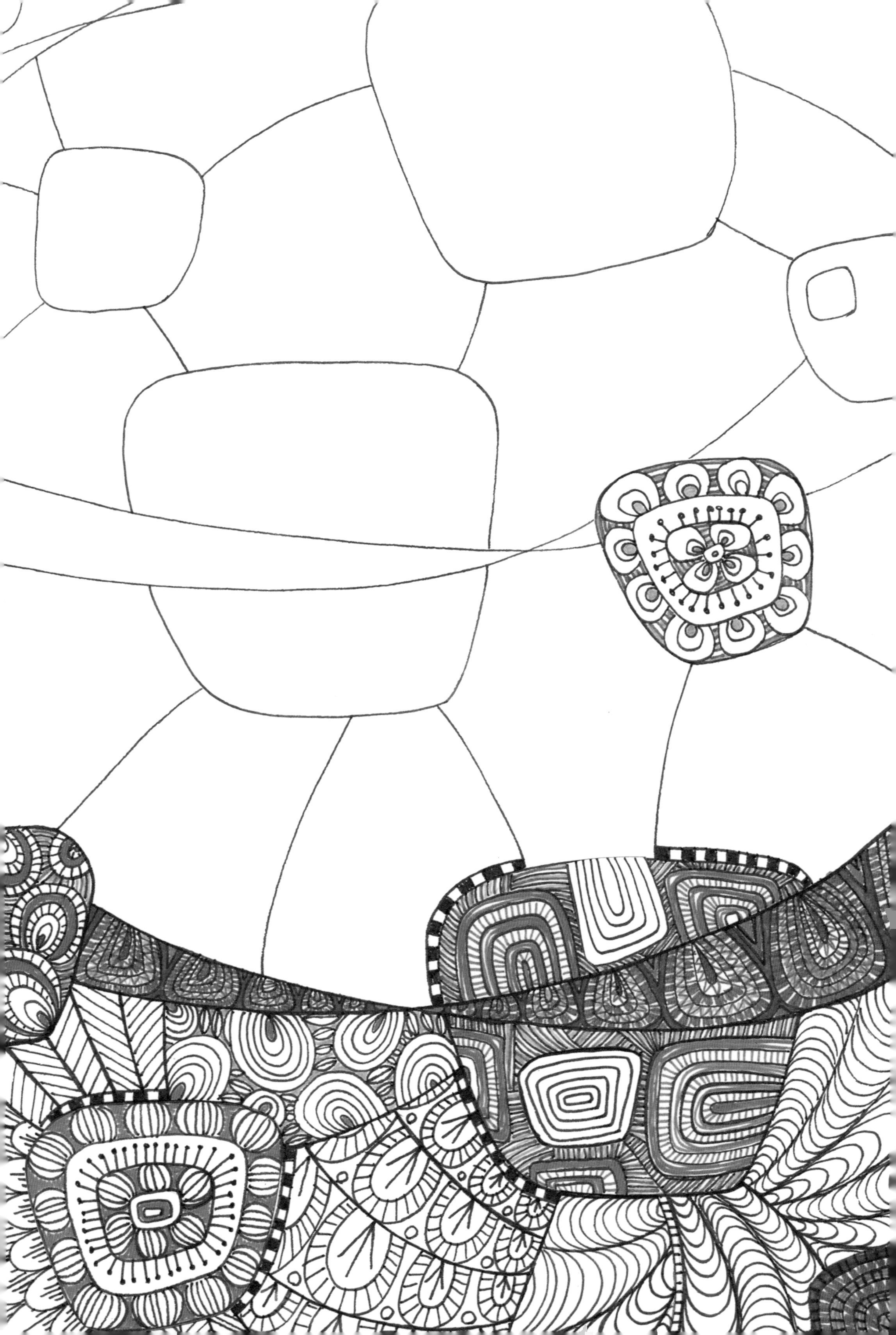

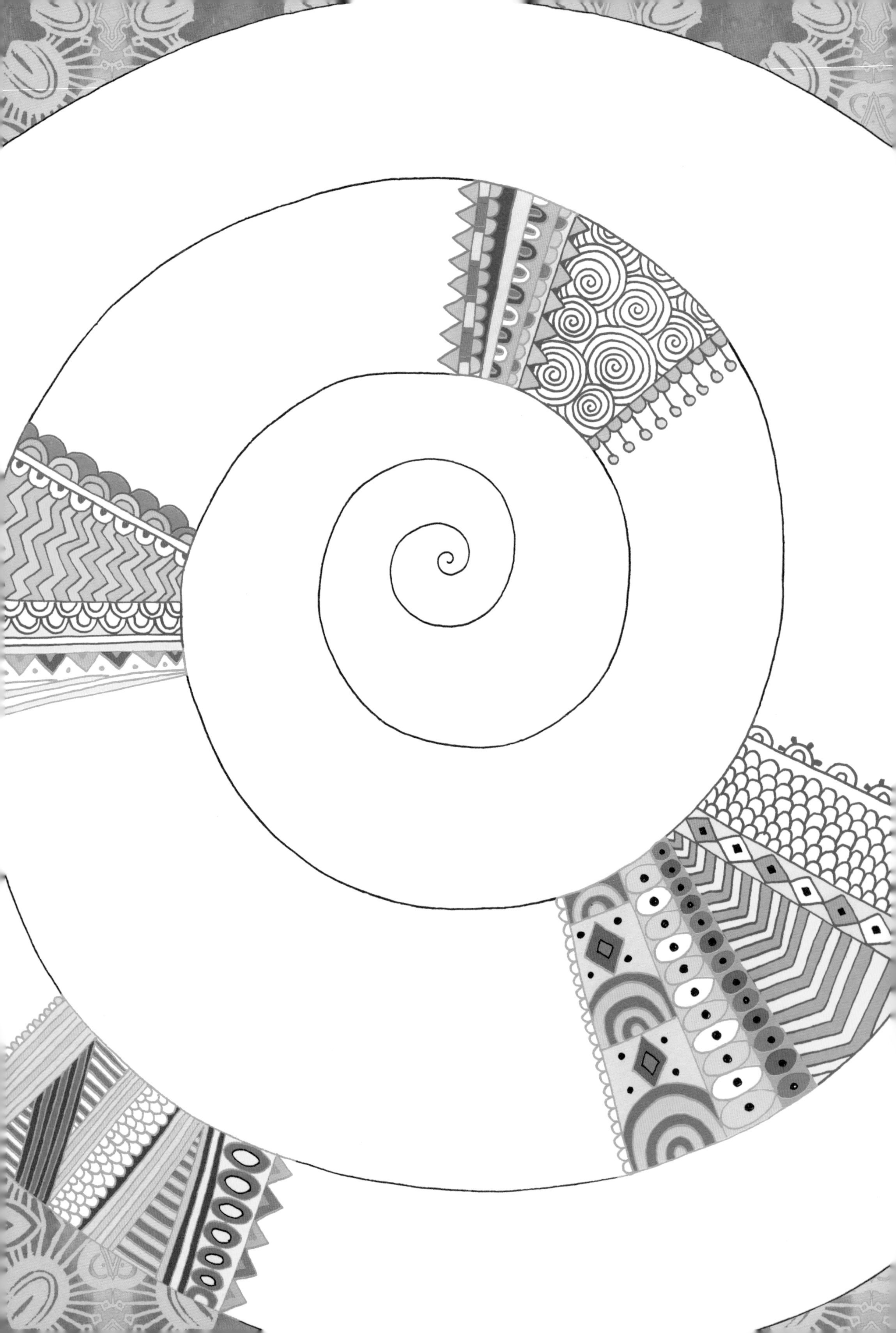

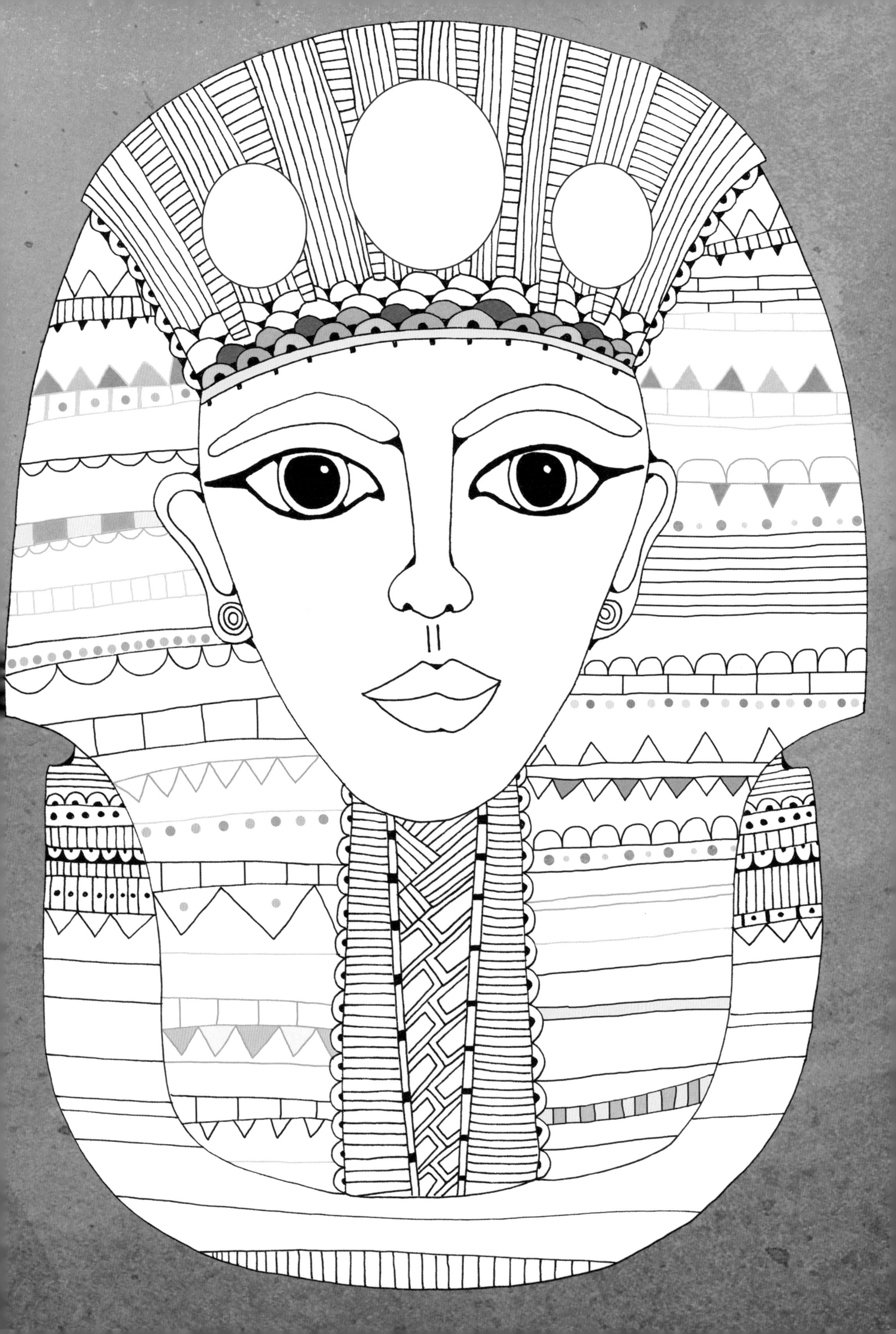

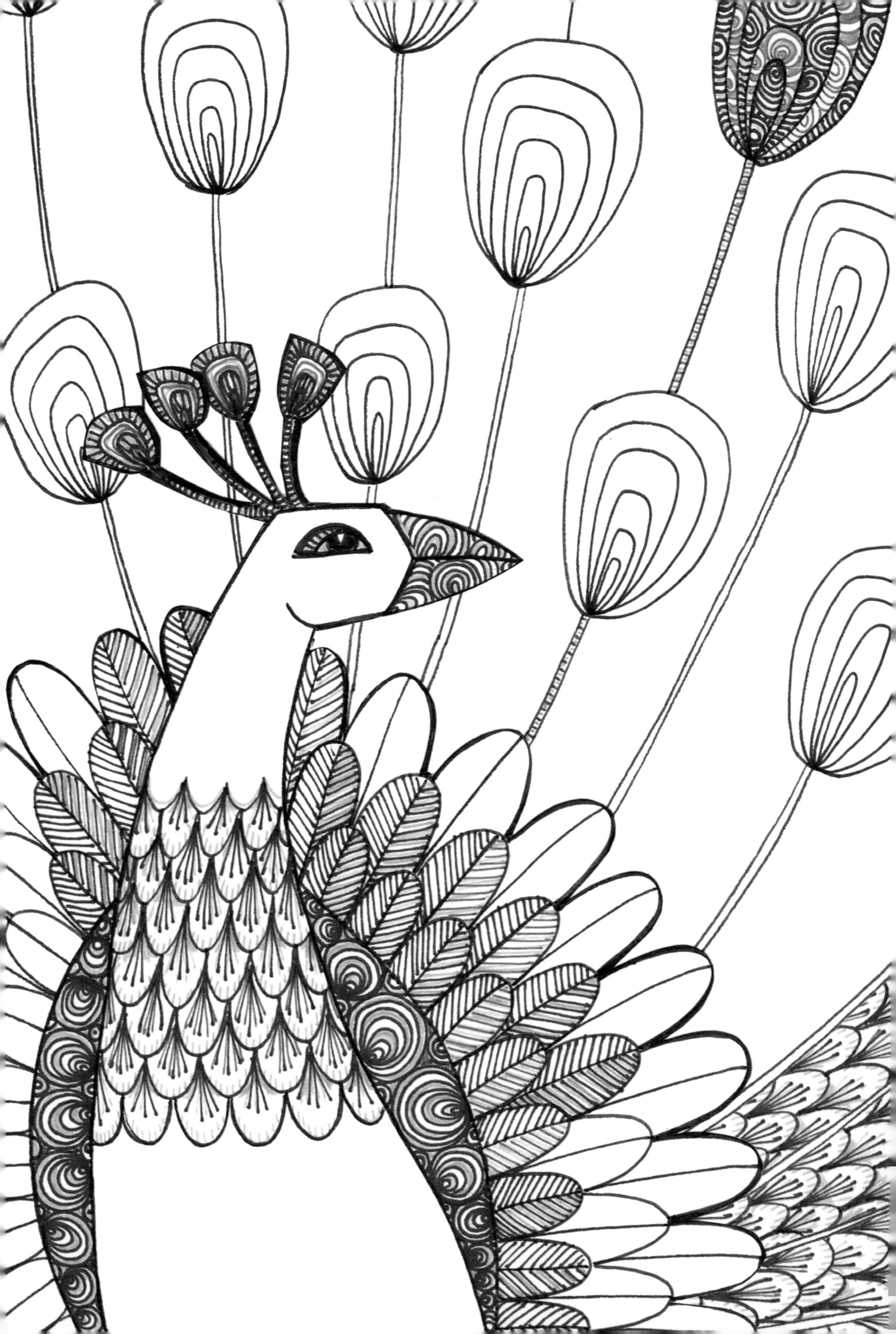

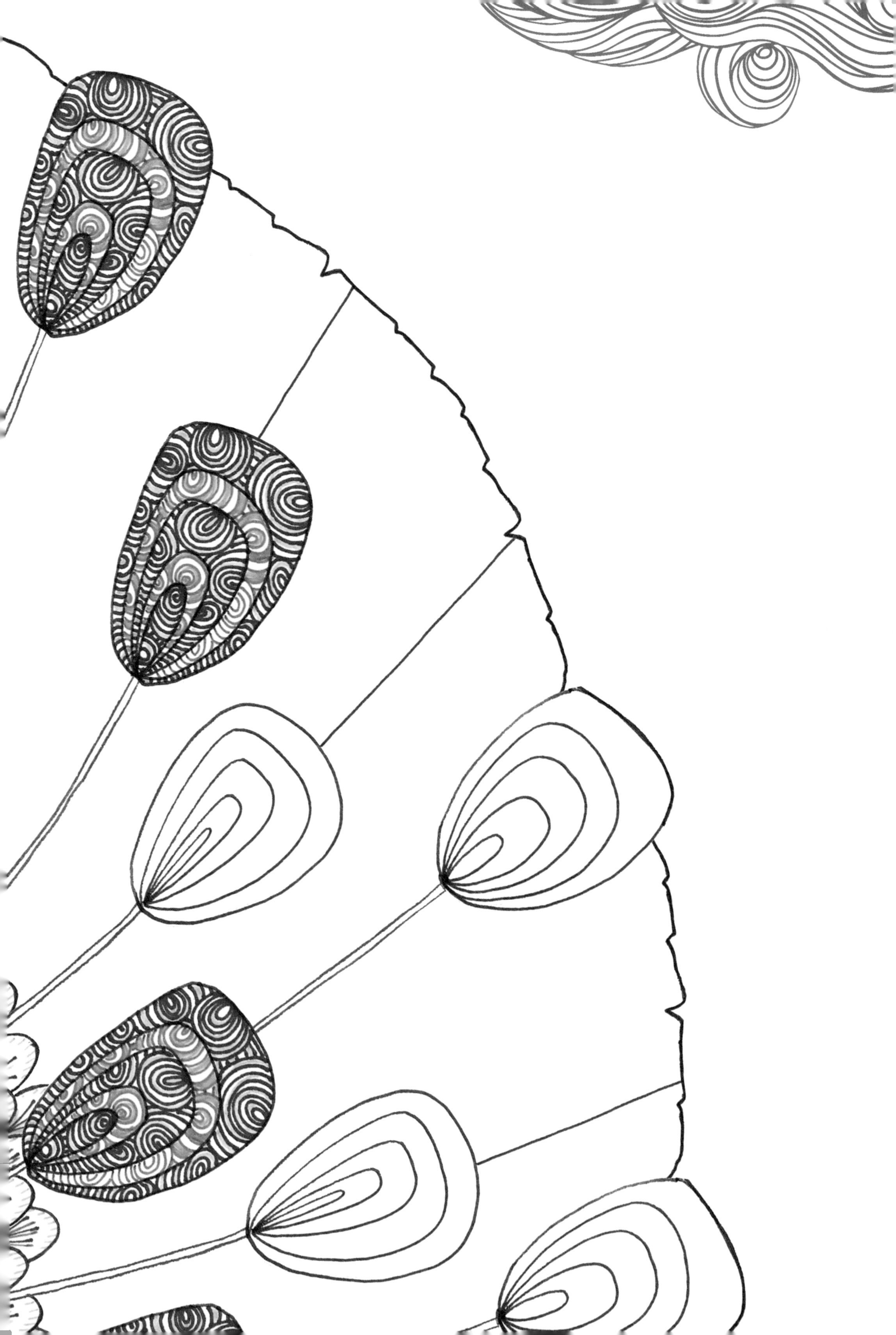

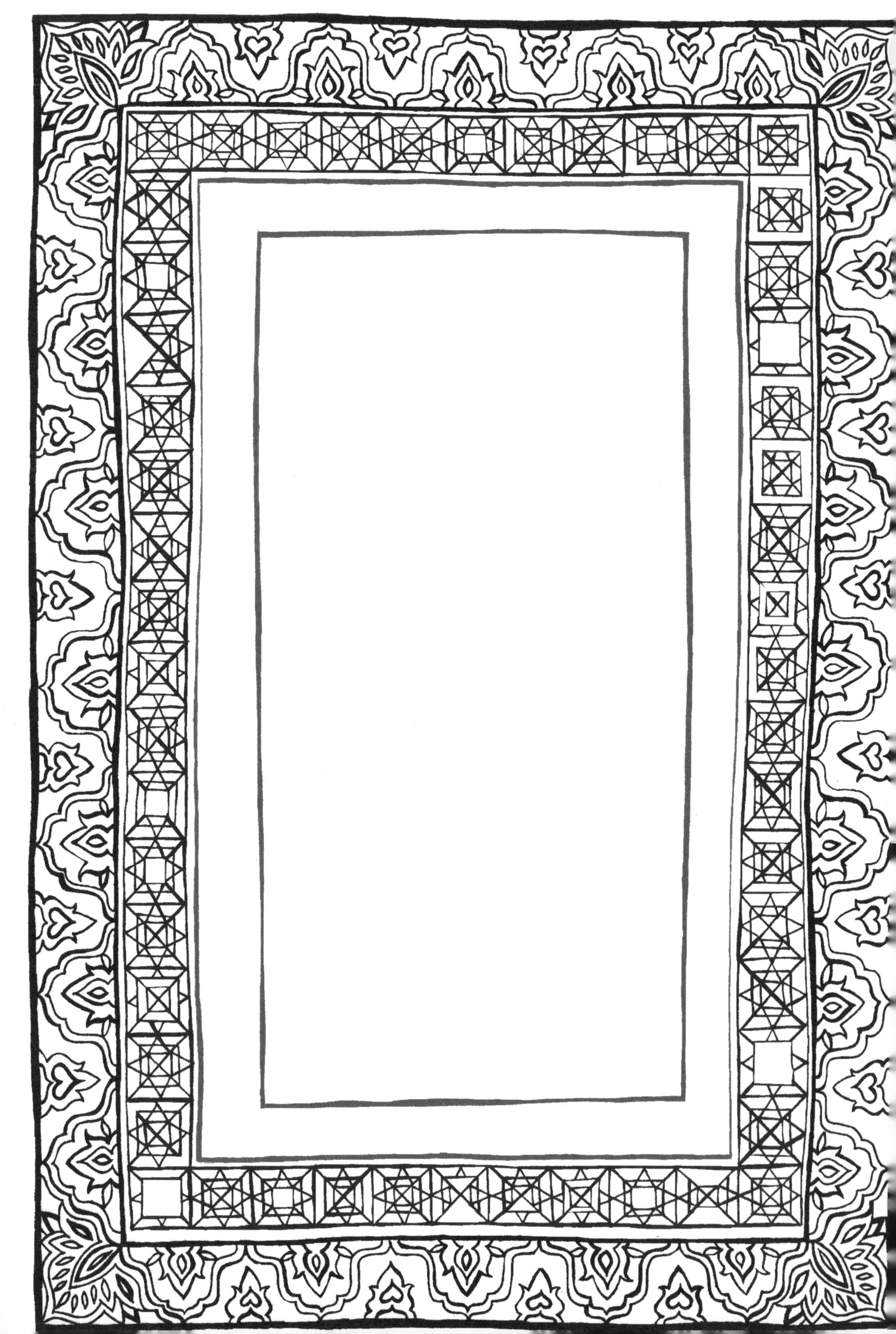

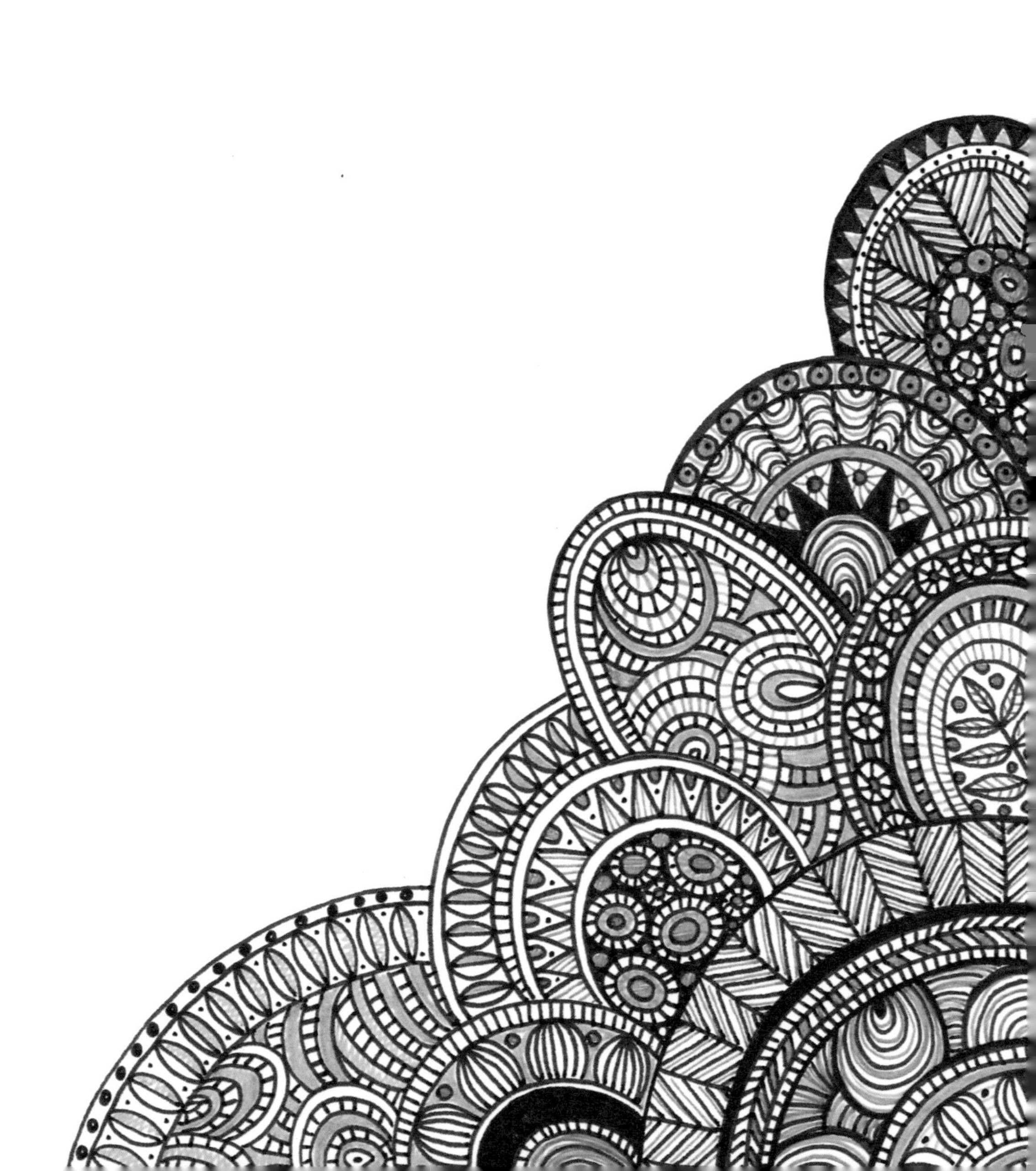

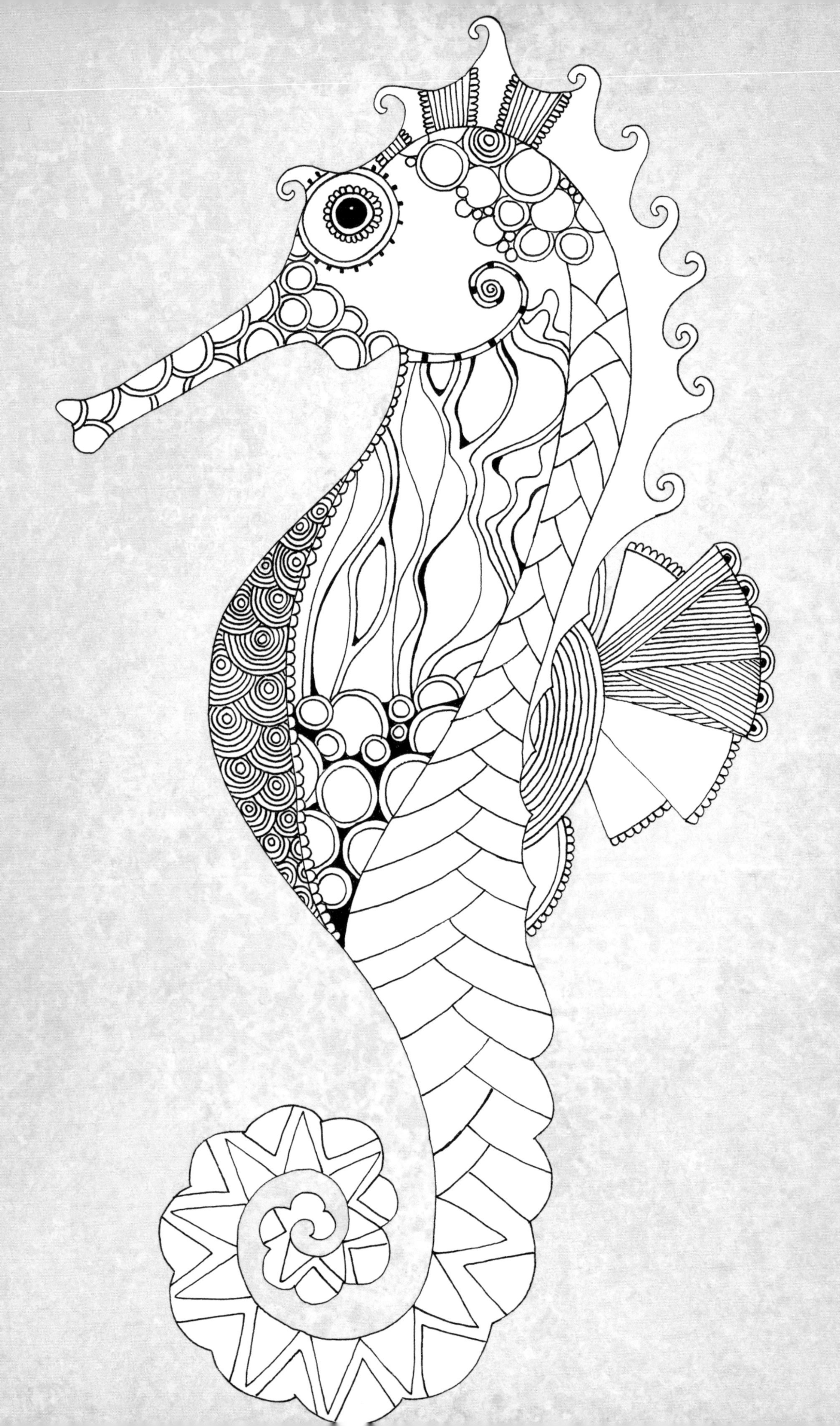

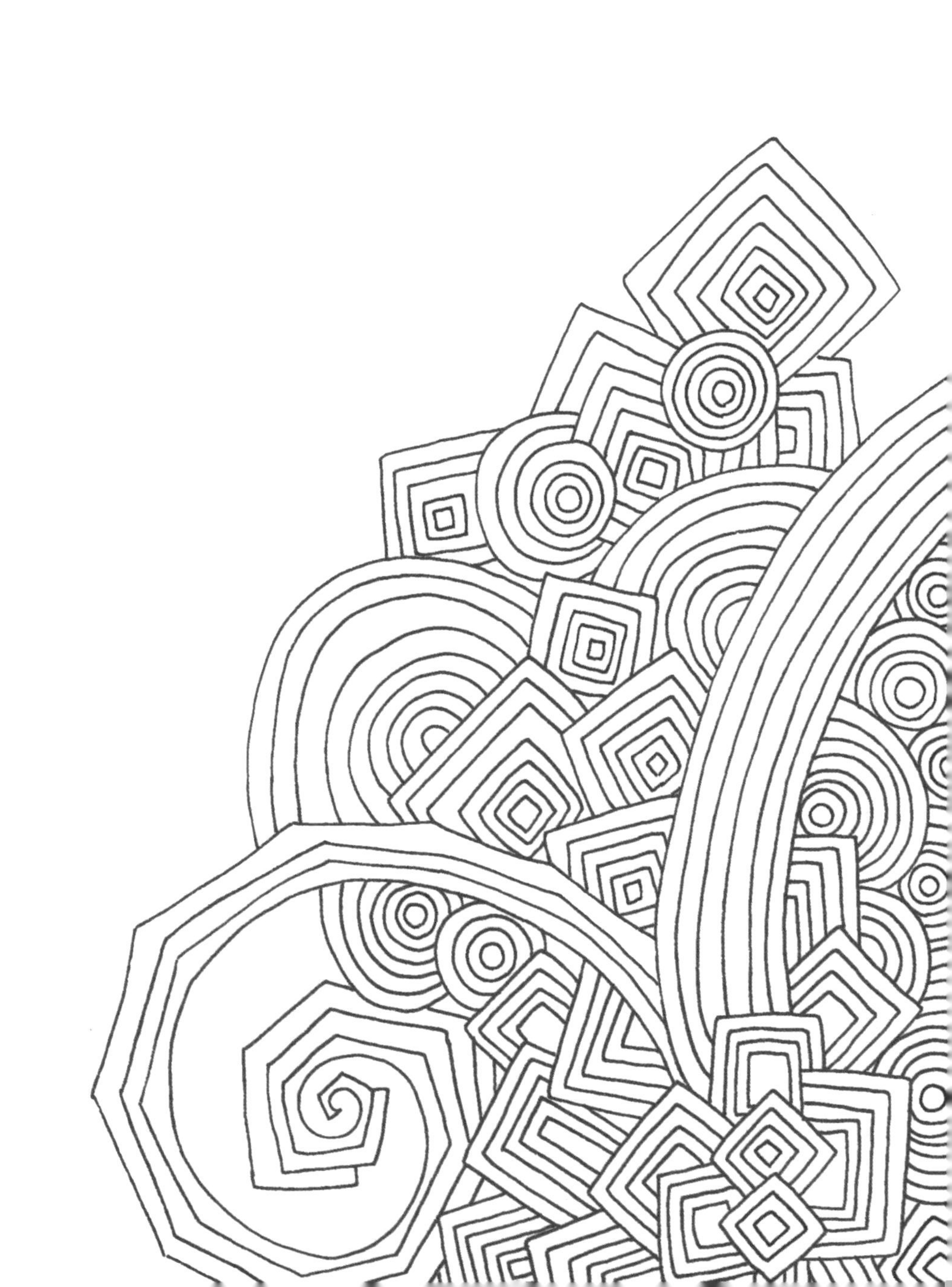

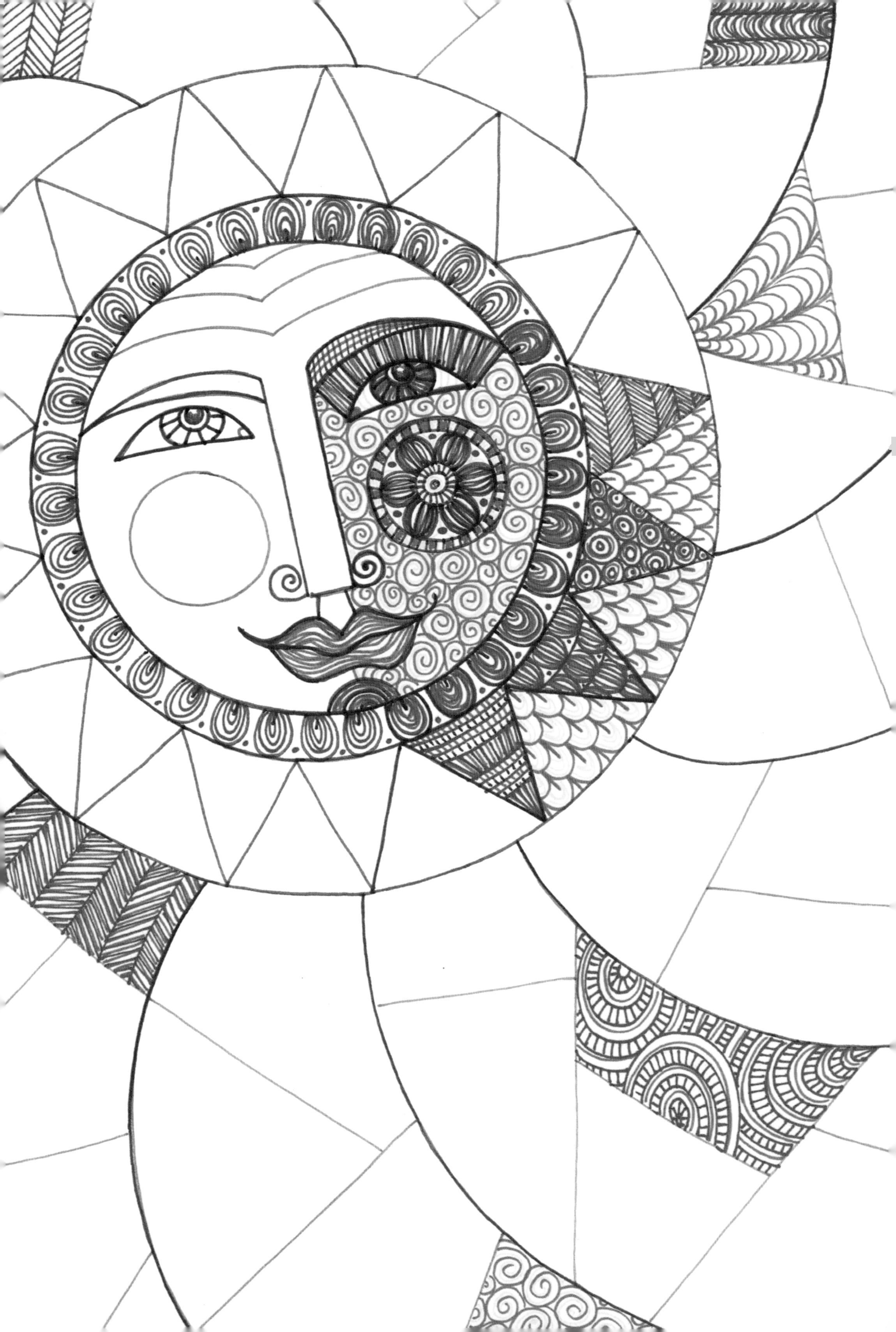

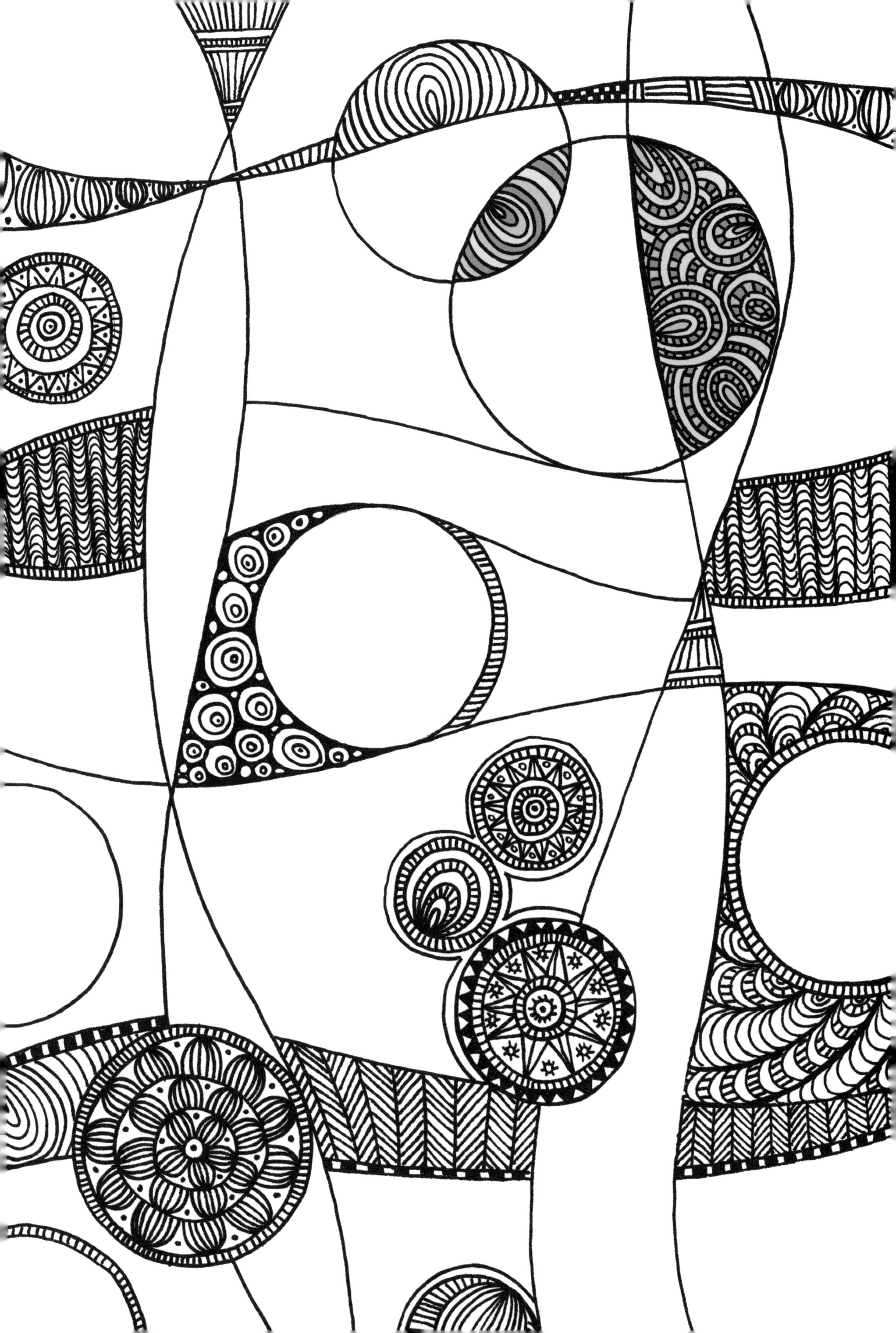

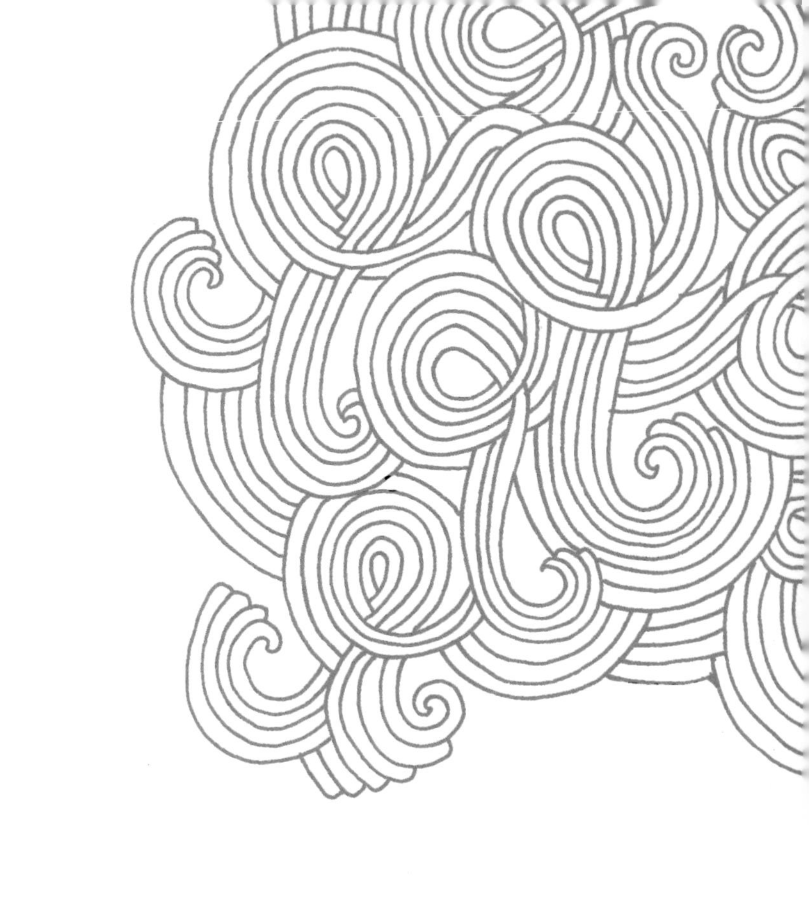
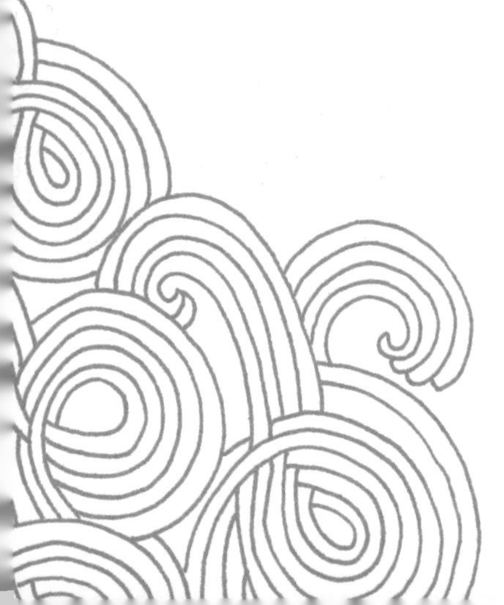

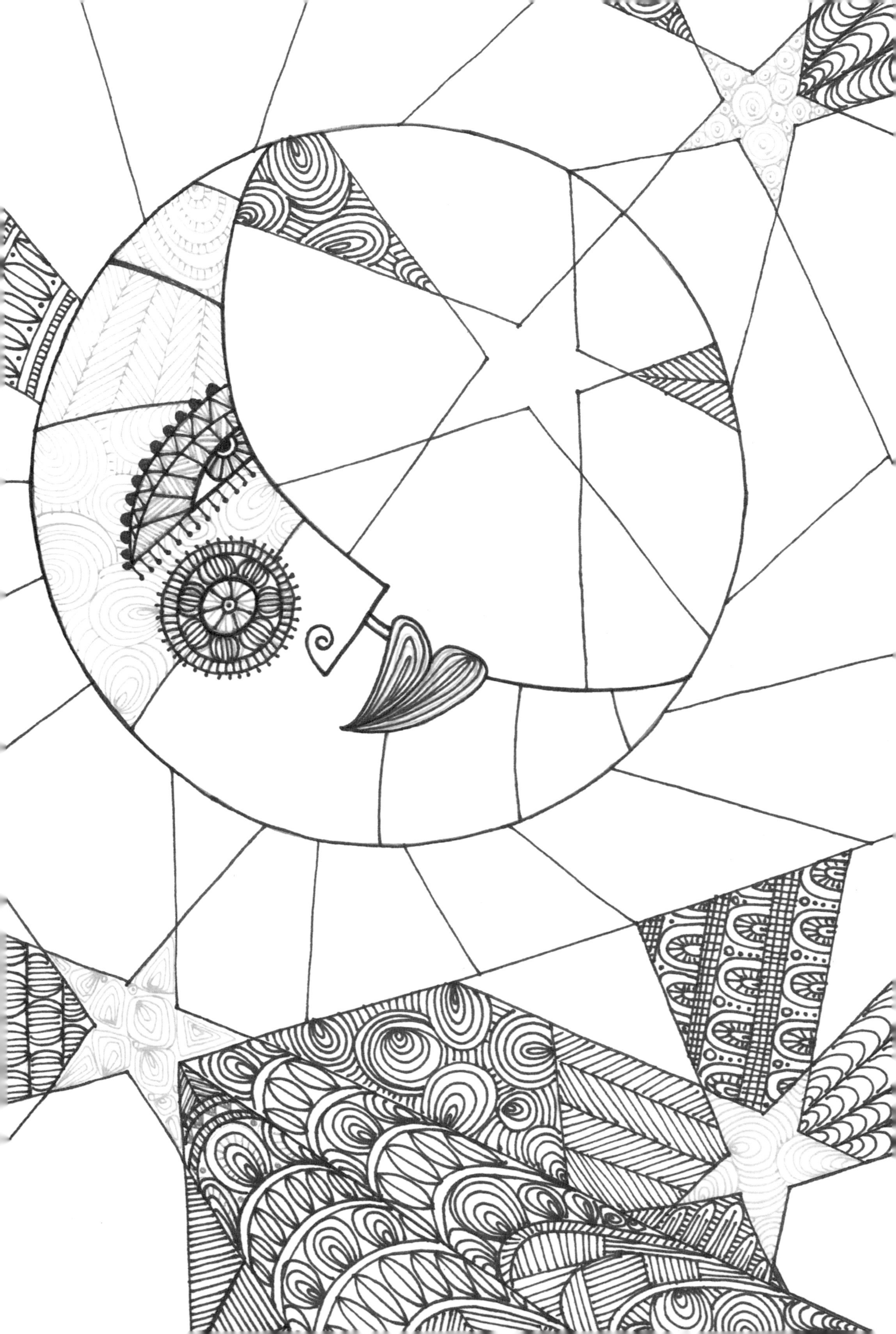

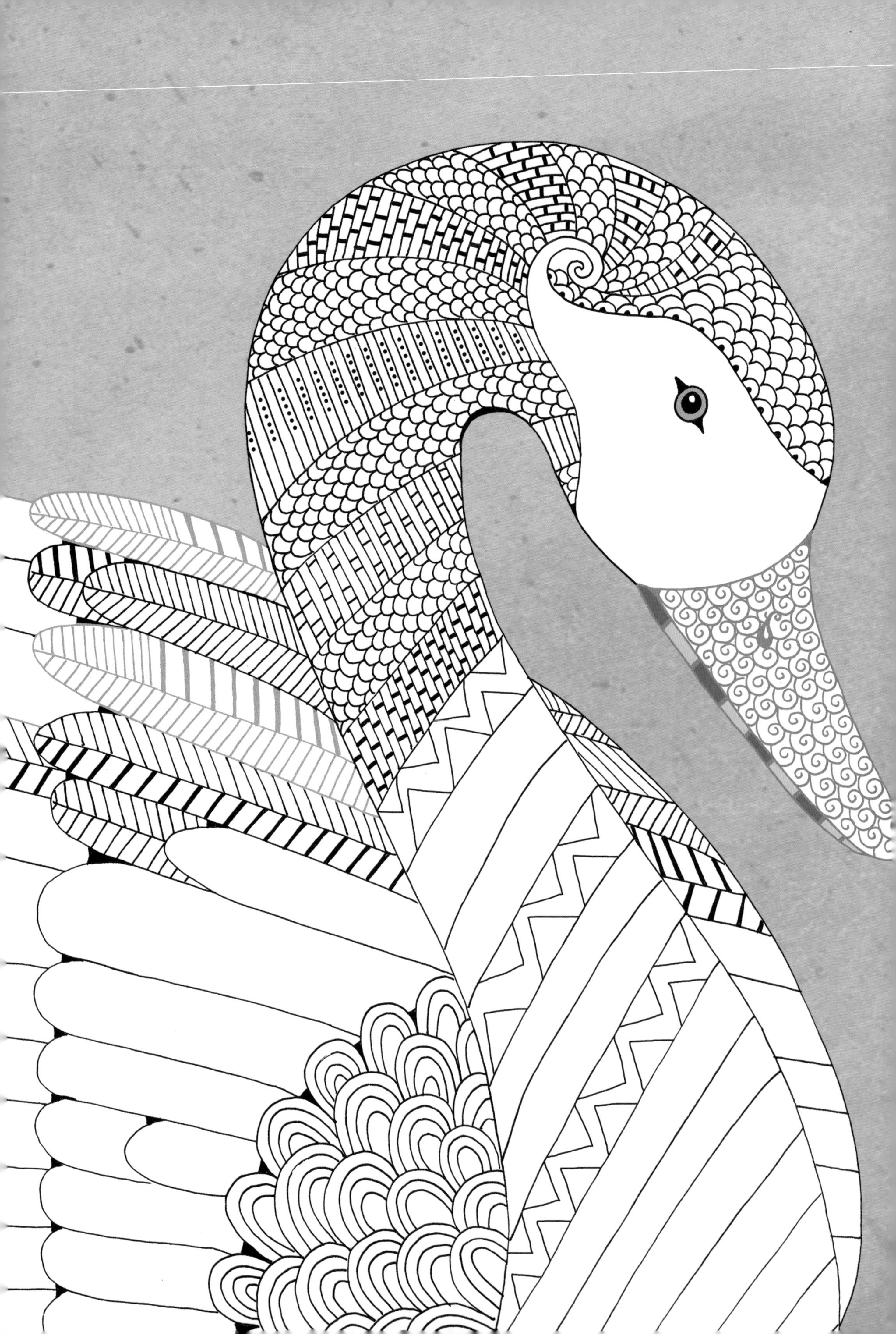

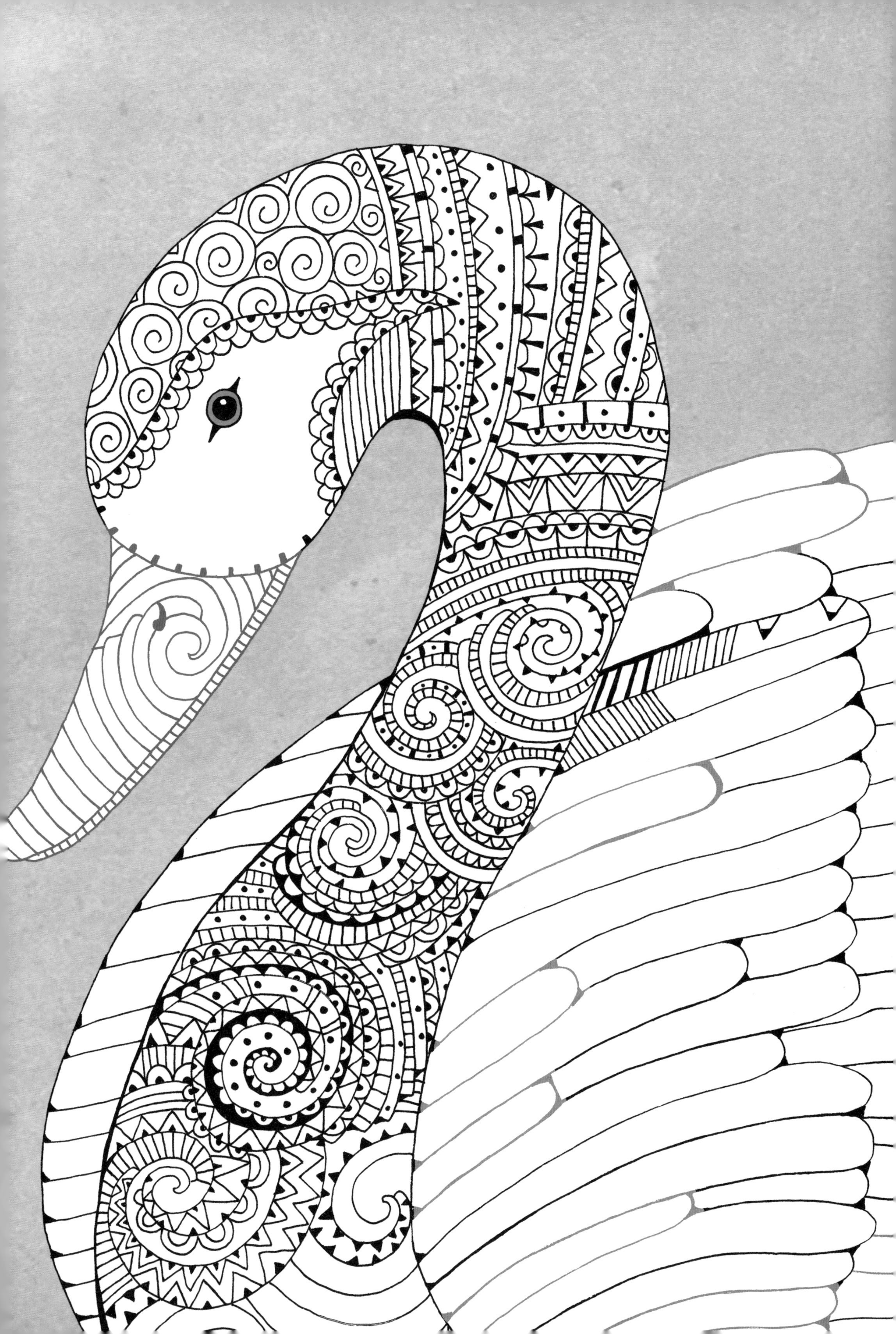

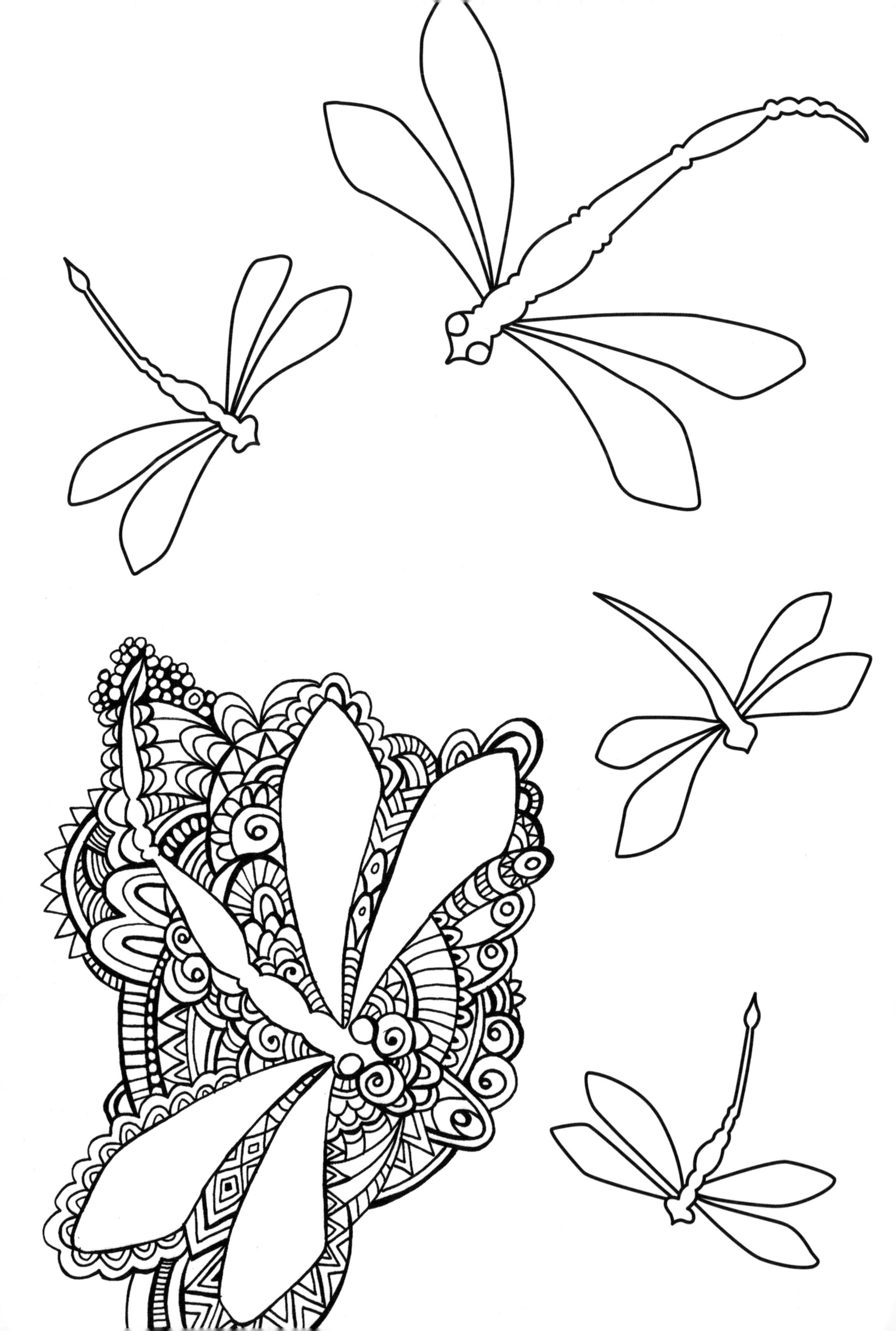

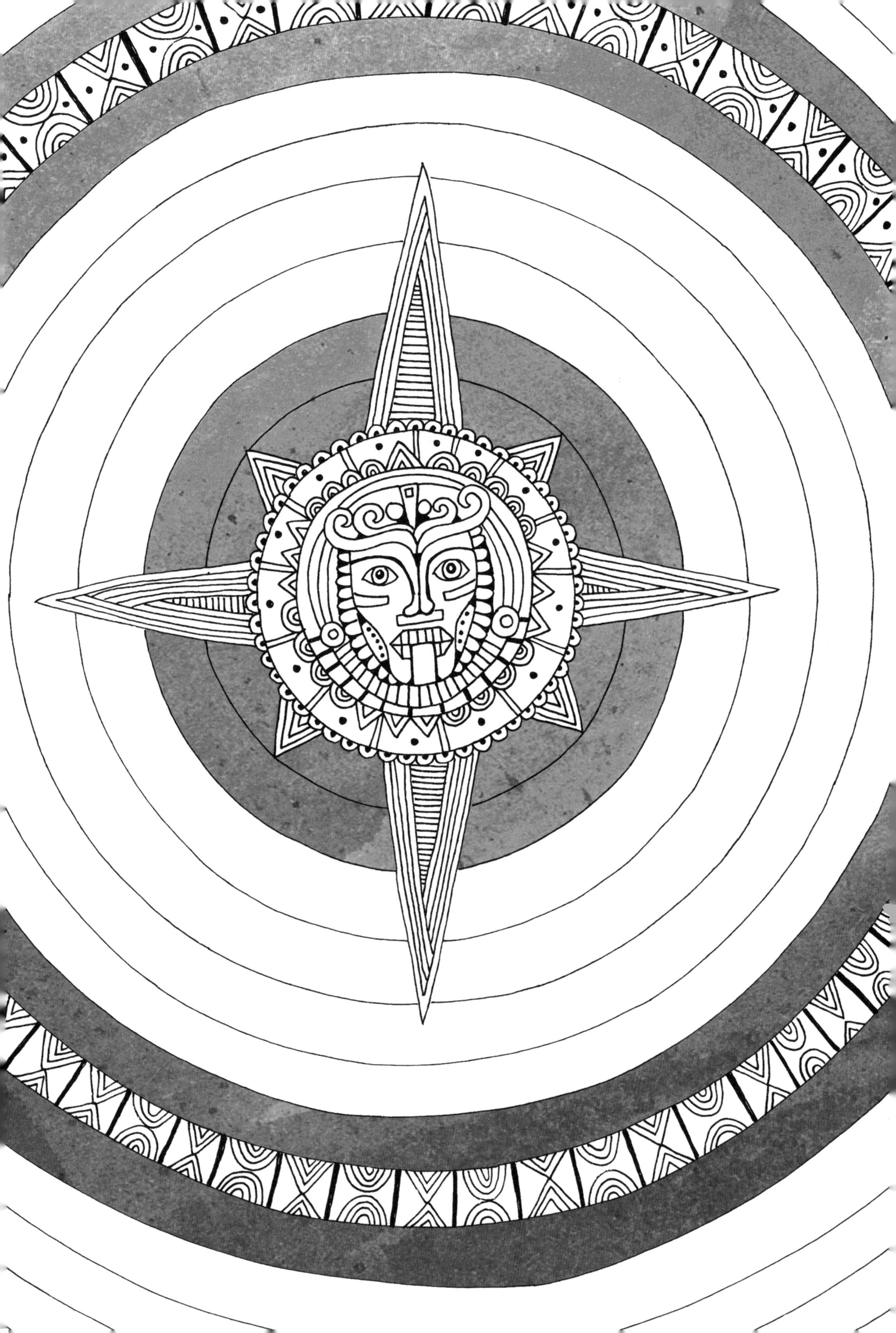

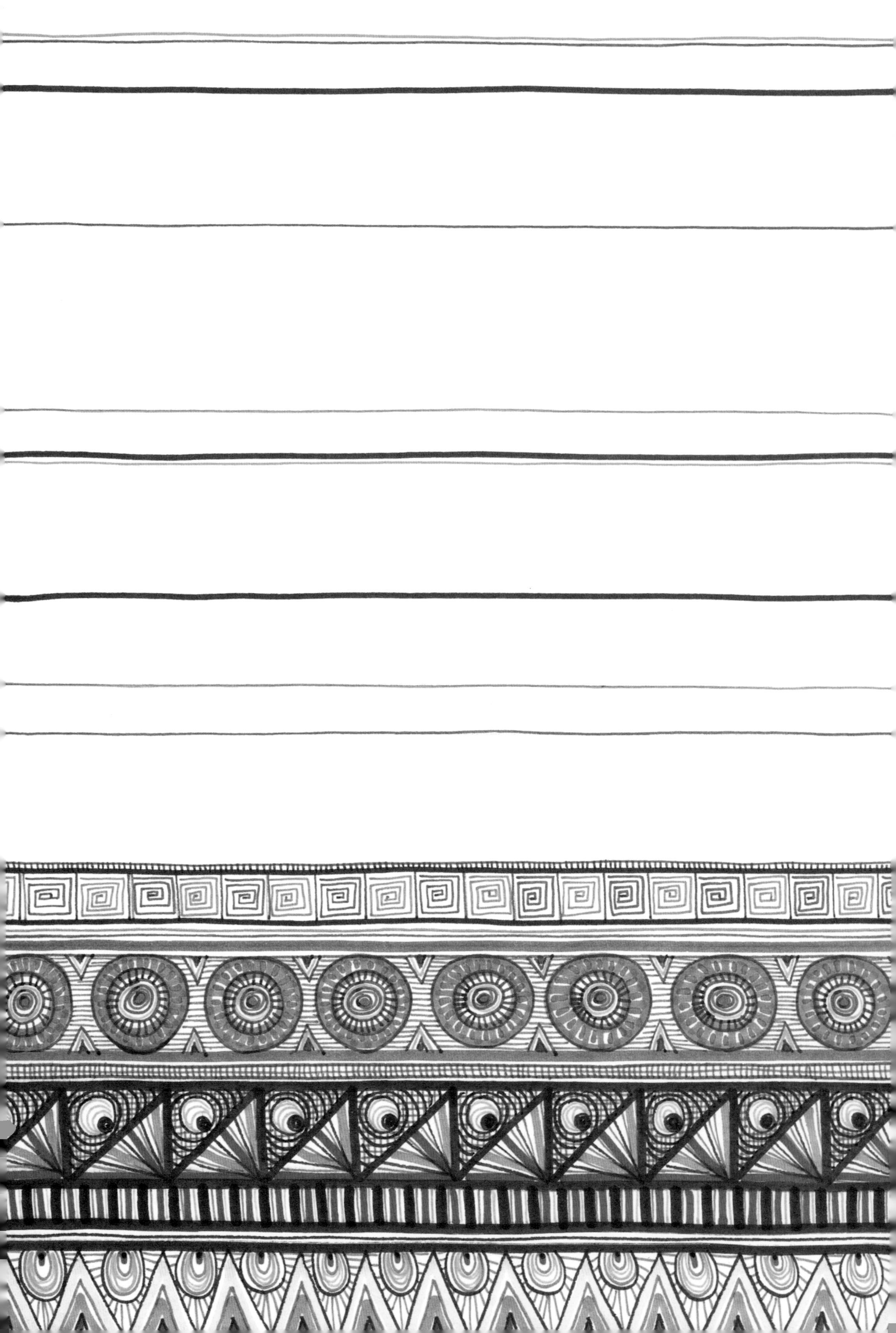

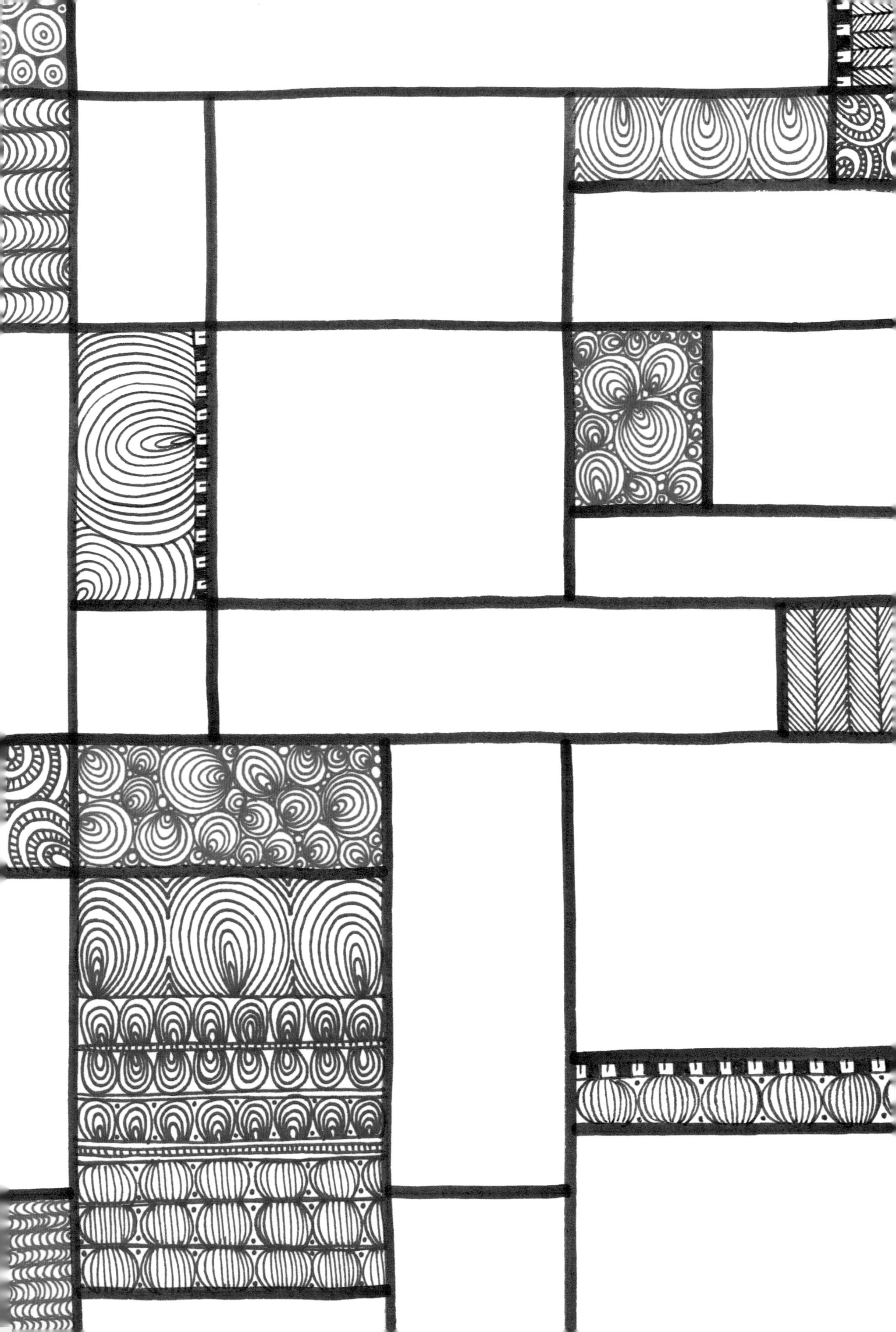

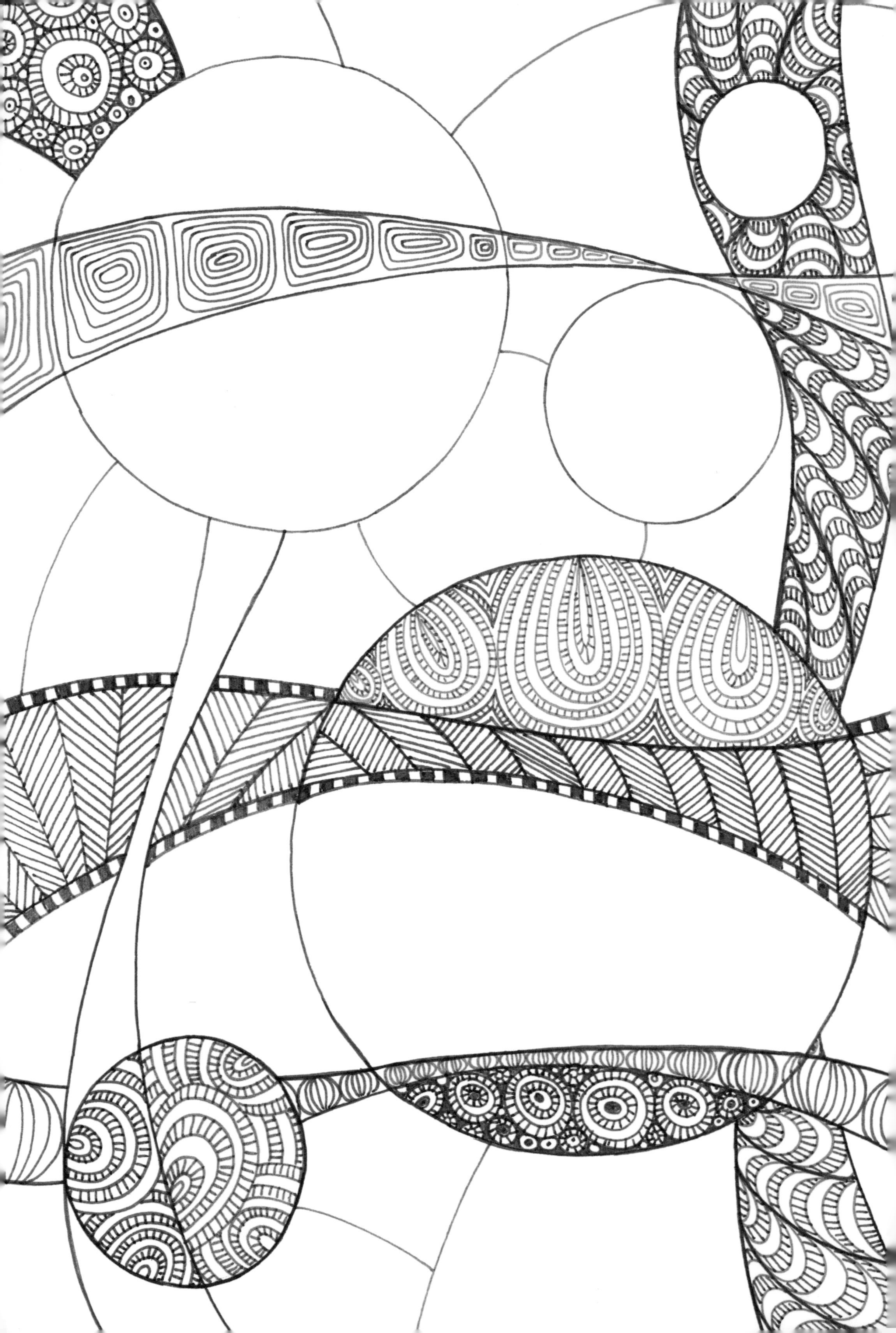

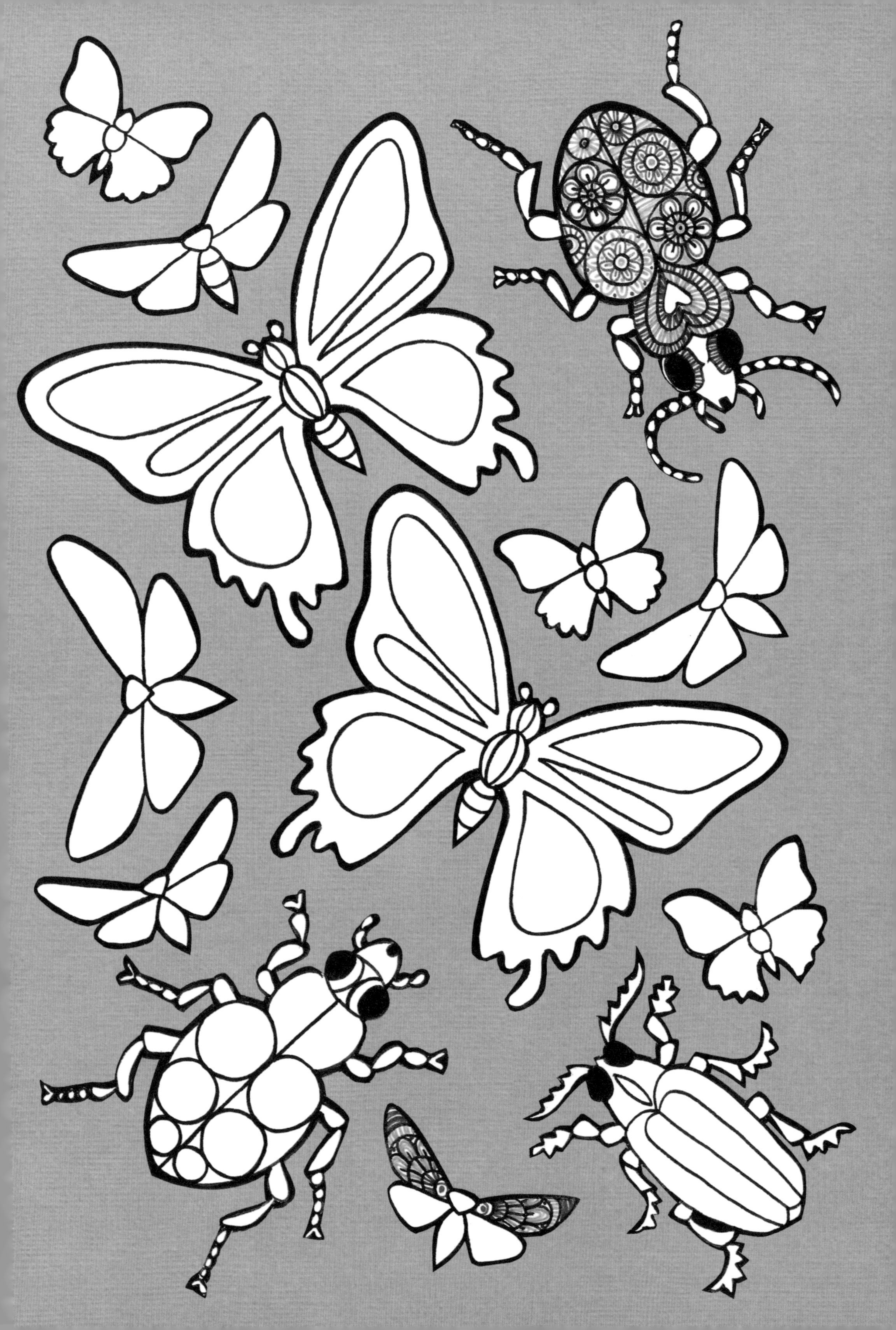

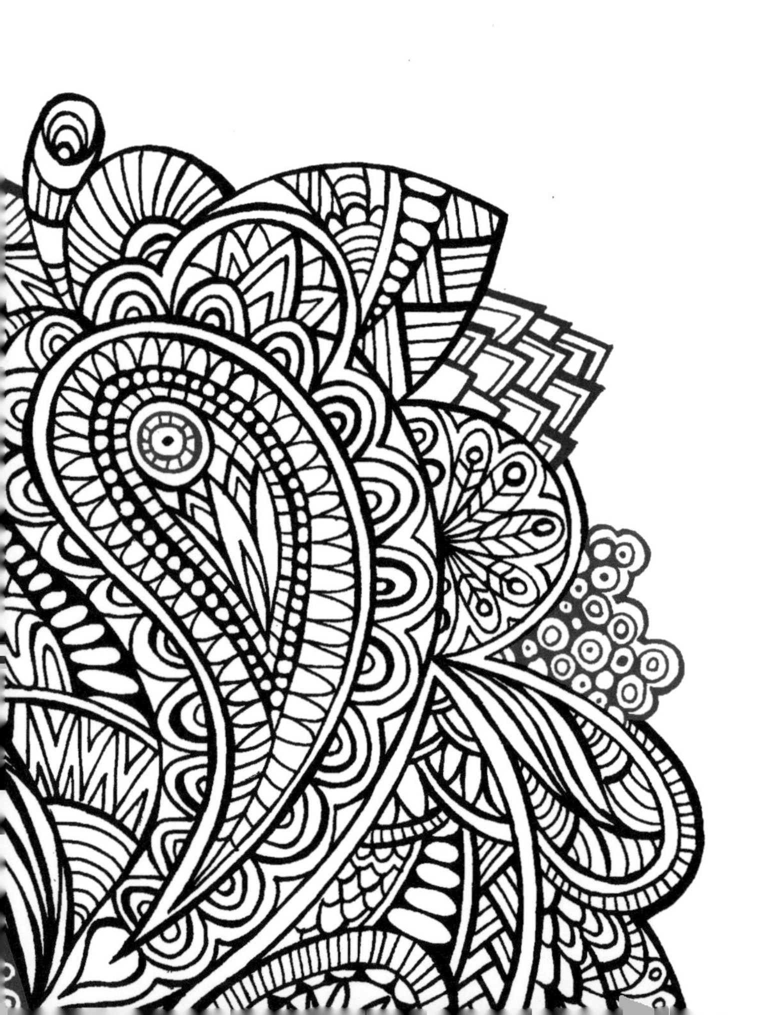

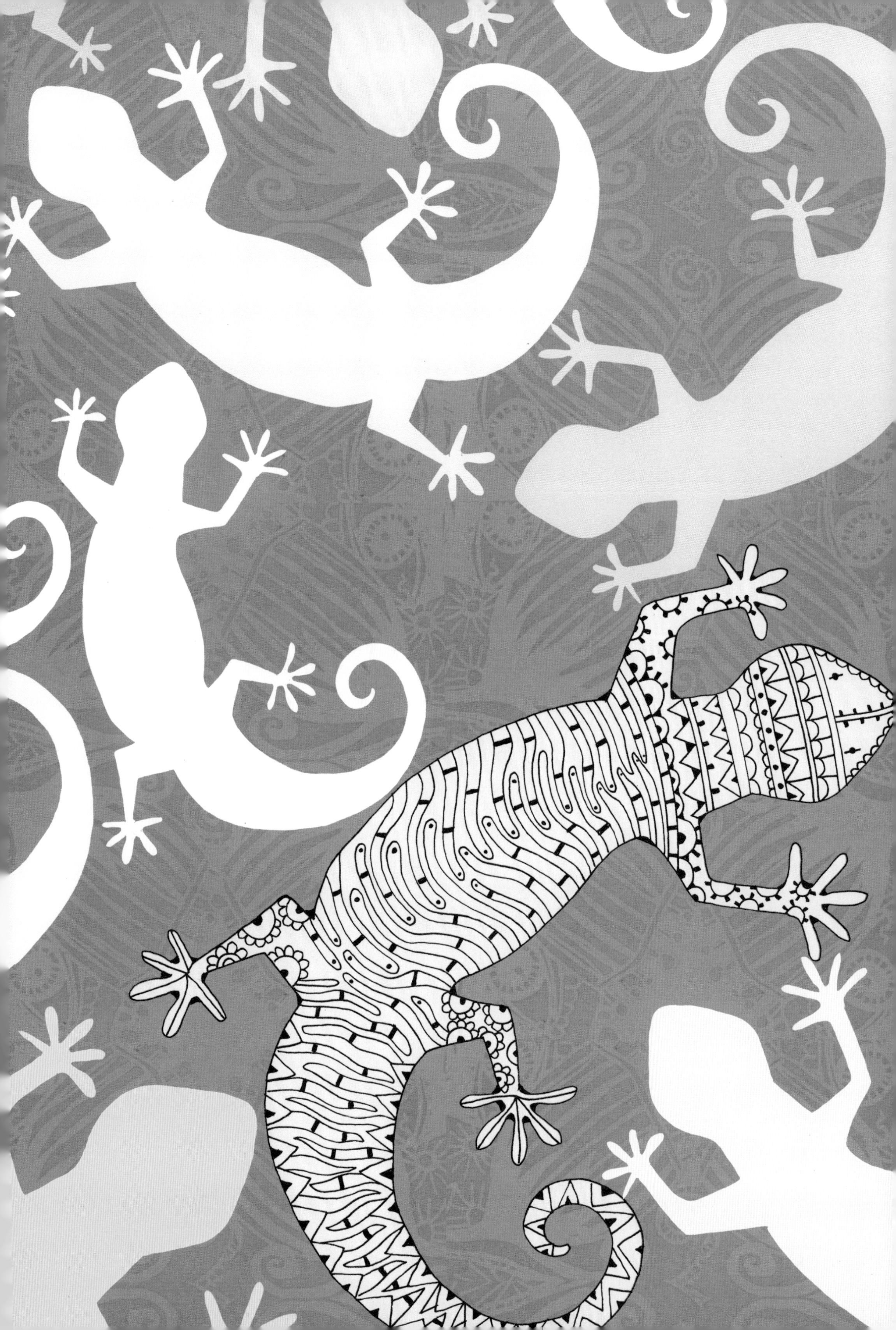

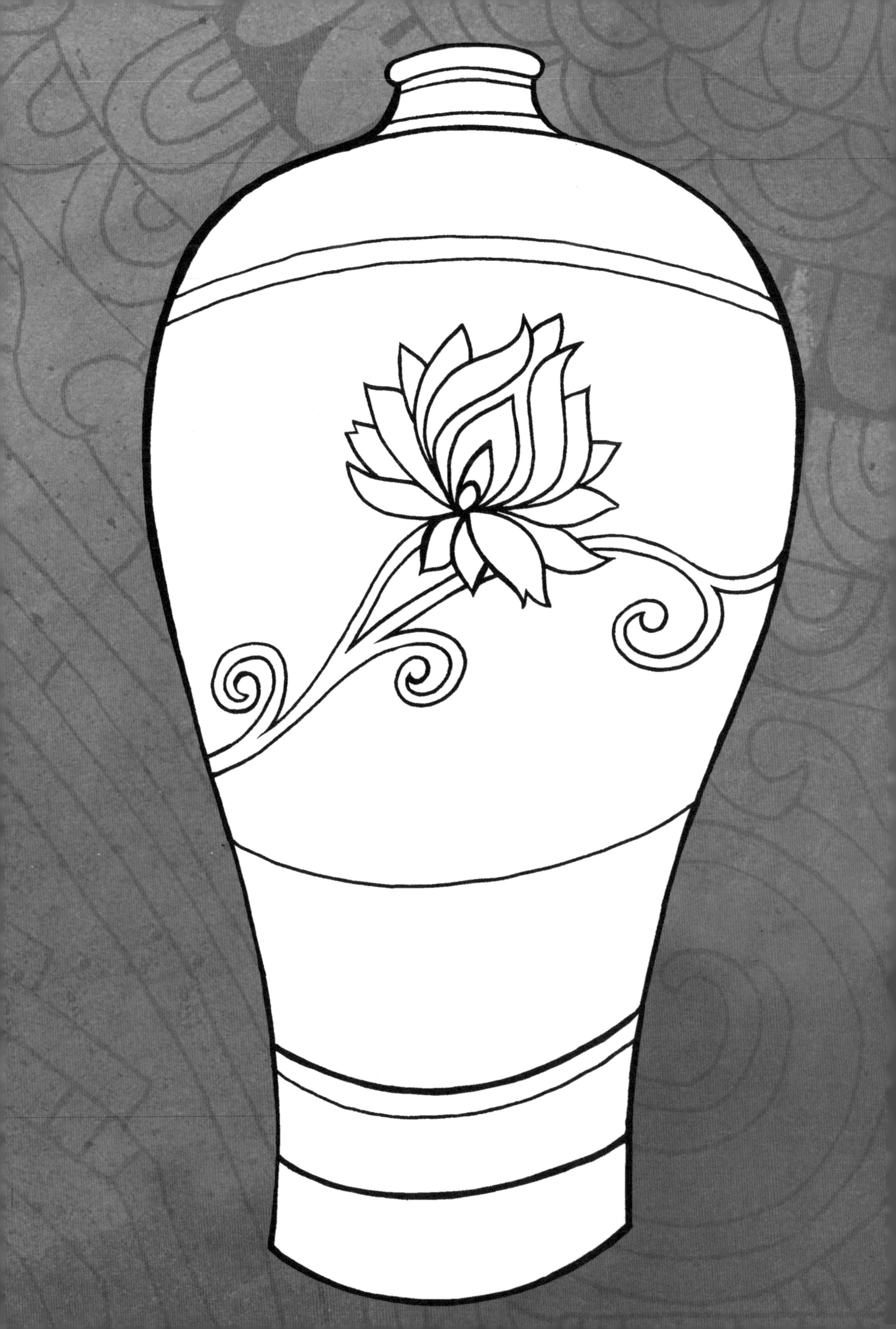

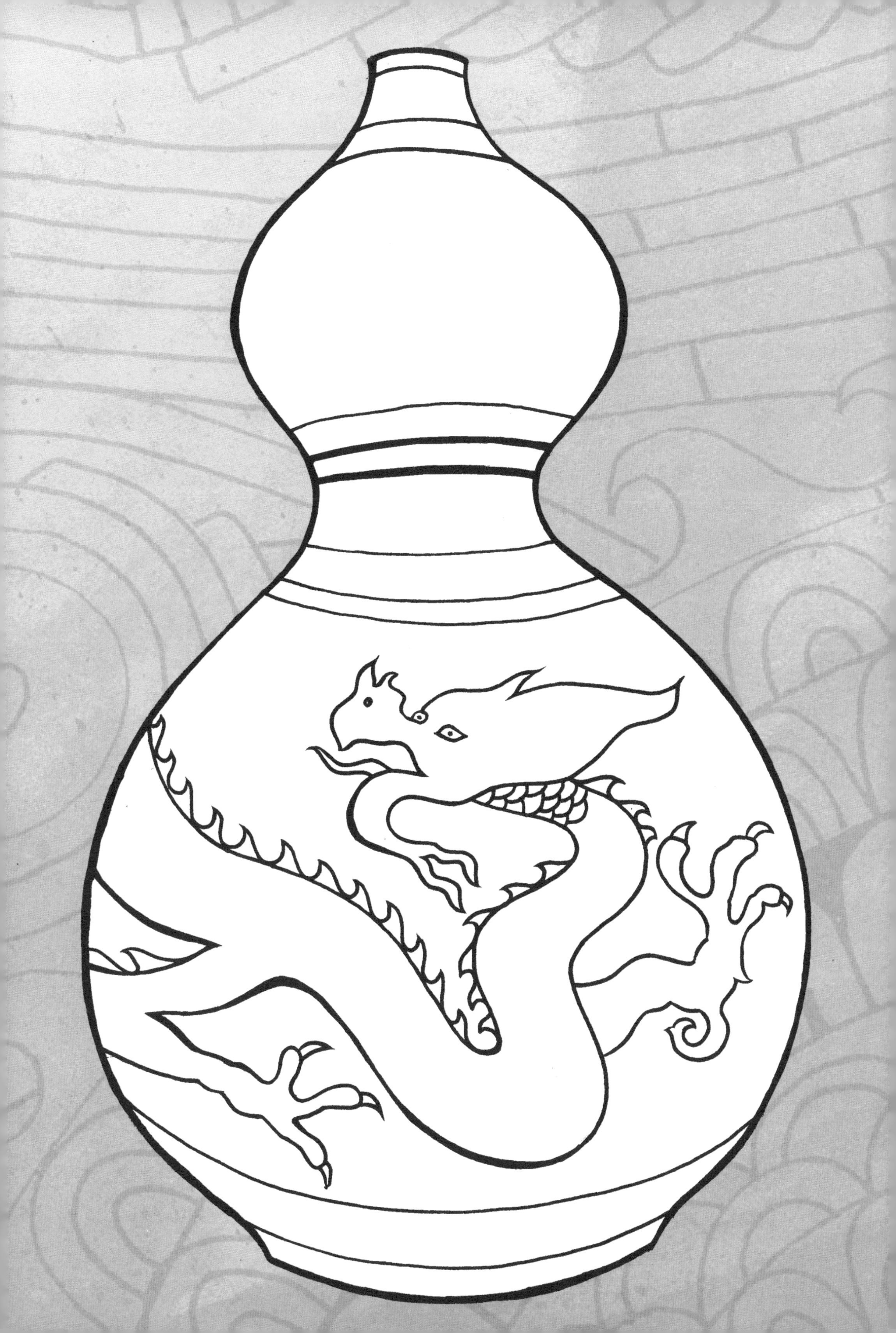

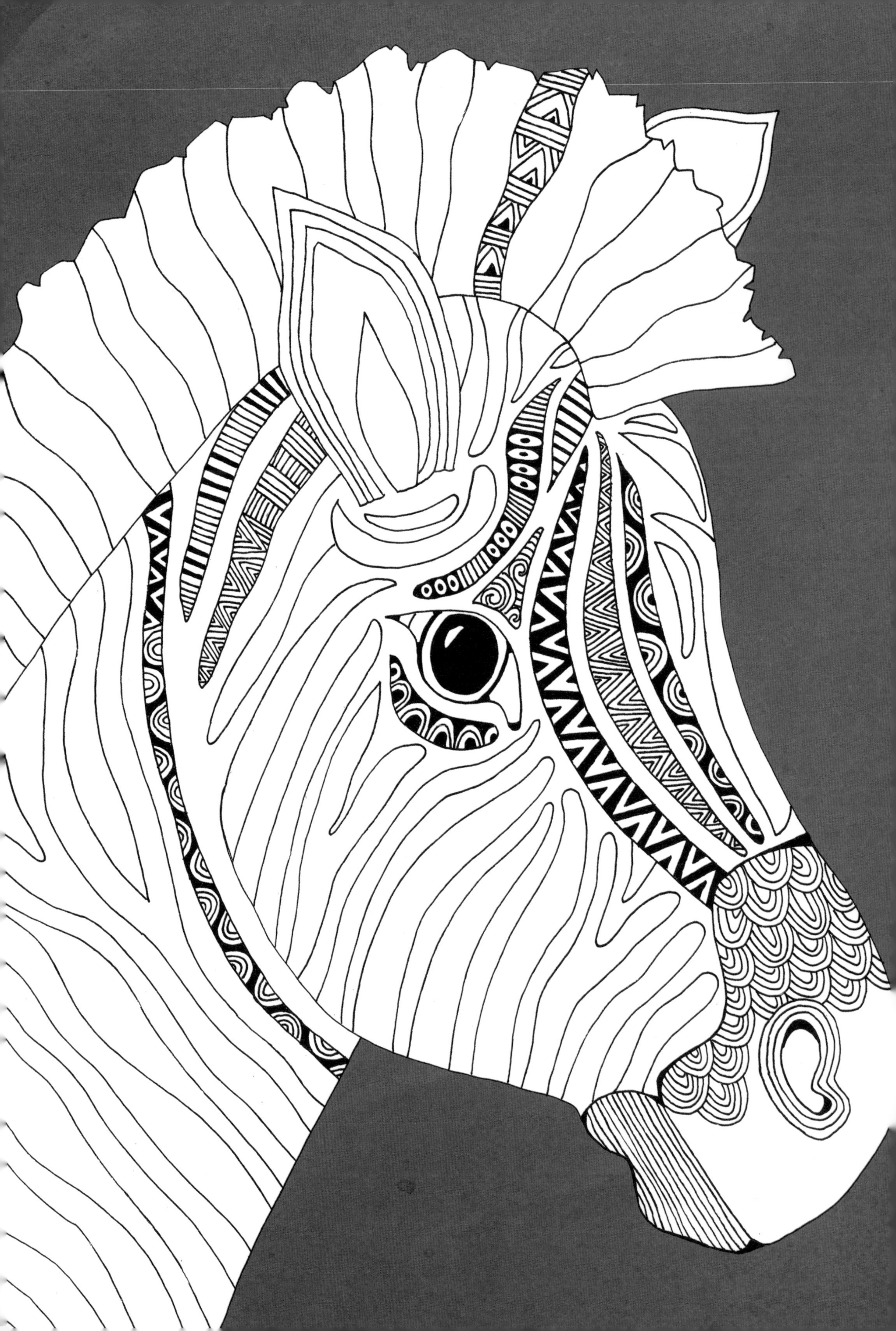